100문 100답

불안장애

NYU 의과대학
Khleber Chapman Attwell, MD, MPH 지음

상계백병원 정신과
이정호 · 김혜영 옮김

圖書出版 하나醫學社

100 Questions & Answers About Anxiety
by Khleber Chapman Attwell, MD, MPH
ORIGINAL ENGLISH LANGUAGE EDITION PUBLISHED BY
Jones and Bartlett Publishers, Inc.
40 Tall Pine Drive
Sudbury, MA 01776

This Korean edition is published by arrangement with
Jones and Bartlett Publishers, Inc.

100문 100답을 내면서

'병은 널리 알려라' 란 옛말이 있다. 병을 알려 사람들의 조언도 듣고 빨리 치료 받을 수 있게 하라는 뜻이다. 반대로 병을 숨기다 보면 치료 받을 수 있는 기회를 놓쳐 안 좋은 결과를 초래할 수 있다는 의미도 내포되어 있다. 이 말의 뜻을 백번 이해하면서도 남들에게 쉽게 알릴 수 없는 것이 정신질환이다.

정신질환은 질병 자체의 고통도 적지 않지만, 아직 곱지 않은 주위의 시선 때문에 당사자들을 더욱 힘들게 만든다. 정신질환을 바라보는 부정적인 사회의 시선 때문에 정신질환으로 고통 받는 많은 분들은 노출을 꺼릴 수밖에 없다. 자의 반 타의 반으로 사회의 음지에 머무르게 된다. 어두움에 머무르는 것은 정신질환에 걸린 환자만이 아니다. 정신질환에 대한 지식 또한 공개적으로 토의되고 교환되는 경우가 많지 않다.

이번에 출간하는 정신질환에 대한 100문 100답 시리즈의 가장 큰 의미는 정신질환에 대한 전문적인 지식과 정보를 누구나 쉽게 접근할 수 있게 해준 점에 있다. 이번 시리즈에서는, 가장 발생 빈도가 높은 정신병인 정신분열병과 양극성 장애(조울증), 소위 현대를 특징짓는 시대의 병이라고 불리는 불안장애 및 공황장애와 섭식장애 그리고 소아와 청소년 질환의 대표적 질병인 주의력 결핍 과잉 행동 장애(ADHD), 여섯 질환에 대한 전문적인 지식과 정보를 담았다. 미국의 각 질환 전문의학자들이 저술한 만큼 내용이 광범위하면서도 충실하다. 그러면서도 어렵지 않게 기술되었다. 번역 또한 각 질병의 전문적인 지식을 가진 정신과 교수와 임상심리 교수에 의해 번역되었다.

100문 100답 시리즈가 일차적으로 정신질환으로 고통 받는 분들과 특히 그 가족들에게 도움이 되기를 바란다. 구체적으로 알기 어려웠던 치료와 관련된 세밀한 지식과 정보–사실 진료실에서 이런 부분들을 자세하게 모두 설명하는 것은 결코 쉬운 일이 아니다–들이 그들에게 많은 도움이 되기를 바란다. 또 각 환자들이 앞으로 자신의 질병을 치료해 나갈 때 좋은 길잡이 역할을 할 수 있기를 바란다. 100문 100답 시리즈는 정신질환에 대한 지식과 정보를 누구나 이해하기 쉽게 저술되었다. 이 시리즈를 통해 정신질환에 대한 일반 대중의 이해 또한 높아지길 기대한다. 그래서 사회 전체가 정신질환을 따뜻하게 바라볼 수 있기를 소망해 본다.

2009년 10월

북한산과 도봉산 그리고 수락산과 불암산에 깃드는 가을을 바라보며

인제대학교 상계백병원 정신과학교실 주임교수 최영민

차 례

제3부 : 치료 *121*

서 문

서문을 쓰려고 하니, 많은 생각이 마음을 스칩니다. Jones and Bartlett 출판사와 독자 여러분을 위해 이 책을 준비하면서 얼마나 많은 기쁨을 누렸는지 모릅니다. 불안보다 더 괜찮은 주제는 생각할 수 없었는데, 왜냐하면 우리들 모두 정서라는 정신적 현상의 일부로서 불안을 경험하며, 진화론적으로 봤을 때도 불안을 느끼도록 이미 설계되어 있기 때문입니다. 문제는 어느 정도가 정상적인 불안이냐 입니다. 이 책은 이런 차이를 구별해보고 불안이 과도해질 때 적절한 도움을 주기 위해 쓰여졌습니다.

하지만 이 책의 무엇보다도 중요한 목적은 불안을 덜 수치스럽게 만드는데 있습니다. 너무나 많은 사람들이 불안에 대해 이야기하는 것을 너무 불안해 합니다! 사람들은 흔히 마음 깊숙한 곳의 생각과 느낌을 알리면, 우리가 의지하는 이들의 사랑과 애정, 또는 존중을 잃게 될까봐 두려워합니다. 혹은 우리가 다룰 수 있는 능력 밖의 불쾌감을 느낄까봐 두려워하기도 합니다. 그래서 많은 친구들, 가족들, 동료들, 다른 사람들처럼, 입을 다문 채 그런 거북하고, 금지된 것처럼 여겨지는 생각과 느낌을 마음 한 구석 깊은 곳에 다시 가두어 놓습니다. 영영 밖으로 나오지 않기를 바라면서 말이죠. 하지만 이 위협적인 생각과 느낌은 금방 표면으로 떠오르게 되고, 원치 않는 불편한 불안감이 고개를 쳐들곤 합니다. 이 책은 이런 불안을 더 잘 이해하고 관리하고자 하는 목적으로 쓰여졌는데, 수치심과 낙인에 대한 두려움은 이런 과정을 방해하기만 할 뿐입니다. 만약 여러분이 불안에 대해 이야기 할 수 있다면, 기분이 훨씬 나아질 것입니다. 저는 이 책이 많은 사람들에게 수년간의 시간을 거쳐 자리잡게 된 불신과 고립감, 두려움의 골짜기를 뛰어 넘을 수 있는 믿음의 도약을 하도록 도움을 줄 수 있기를 바랍니다.

저는 불안이 매우 익숙합니다. 제 인생 경험과 제 삶을 뒤바꾸어 놓은 훌륭한 치료 덕분뿐만 아니라, 환자들이 제게 거의 매일 불안에 대해 이야기해주기 때문에 잘 압니다. 저는 우리가 보기에 수치스러운 반응들과 경험들을 실력 있는 임상가에게 털어놓을 때 기분이 훨씬 더 나아질 수 있다는 사실을 압니다. 또한 주호소인 증상들이 얼마나 경감될 수 있는지도 아는데, 이것은 좋은 치료의 궁극적인 결과이기도 합니다. 저에게 자신의 불안 경험을 솔직하게 이야기해도 안전하겠다고 느낀 모든 환자들, 친구들, 가족들에게 감사를 표하고 싶습니다. 여러분들의 신뢰 없이는 불안의 본질, 그리고 우리의 삶과 정신 세계에 있어 분리될 수 없는 불안의 속성에 대해 결코 배울 수 없었을 것입니다.

Jones and Bartlett 출판사는 제가 이 책을 집필해야겠다는 생각이 들었을 때 책을 쓰도록 허락해 주는 신뢰를 보여주었습니다. 집필 계약을 한 후에 저는 거의 매일 저녁에 그 날 있었던 불안 현상에 대해 생각하며 퇴근했습니다. 순간 순간 떠오르는 질문들을 적어 놓았고, 기회가 있을 때마다 마치 진료실에서 환자의 질문에 답하고 있다고 상상하면서 대답을 녹음했습니다. 질문에 대한 답은 가능한 한 간결하고 이해하기 쉽고 요점에 맞추어서 작성했습니다.

이 책의 최대 강점은 환자가 직접 쓴 글에 있습니다. 불안과 관련된 본인의 경험과 치료를 공개함으로써 삶 깊숙한 곳의 불안의 경험을 좀 더 접근하기 쉽게 만드는 정신의 본보기를 보여준 두 분인 Rick Sostchen씨와 Selma Duckler씨에게 무한한 감사를 표합니다. 저는 두 분에게 미래의 독자에게 도움이 될 만한 내용을 떠오르는 대로 말해주도록 부탁했습니다. 함께 작업하기에 두 분보다 더 훌륭한 분들을 찾을 수 없었을 것입니다. 두 분의 이야기는 그들의 삶의 증언입니다. National Alliance for the Mentally Ill(정신질환자들을 위한 전국 연맹)과 American Psychoanalytic Association(미국 정신분석학회)은 자신의 불안에 대해 글을 쓸 의향이 있는 두 분을 찾도록 큰 도움을 주었습니다. 독자 여러분들이 이 분들의 글을 재미 있게 읽을 수 있기를 바랍니다.

*The New Yorker*지의 만화는 본문의 내용을 더 잘 이해하도록 삽입되었습니다. 심한 불안이 공포를 무시하고자 하는 의도는 결코 없음을 밝힙니다. 저는 오히려, 최악의 경험 중 어떤 것들은 유머를 통해서 경감되거나 나아질 수 있다는 점을 종종 발견하곤 합니다. 이 책의 맥락에서 유머가 등장하는 것은, 불안을 다루는데 도움이 될 수 있는 어떤 도구라도 사용하고자 하는 바람에서 나온 것입니다. 만화의 사용 허가를 받는 과정에 도움을 준 *New Yorker*지의 Meredith Miller씨에게 고마움을 표합니다.

Anxiety Disorders Association of America(미국 불안장애협회)의 Marc Ramsey씨는 이 책의 뒤에 나와있는 척도를 게재하도록 허락해주었습니다. 이런 척도는 여러분의 삶 속의 불안 수준을 측정하도록 도와주며, 건강 관리 전문가와 대화를 시작할 수 있는 한 수단으로도 사용될 수 있습니다.

Jones and Bartlett의 모든 직원 분들께 특별한 감사를 표하고 싶습니다. Chris Davis씨는 저를 저자로 점찍고 출판 과정에서 저를 목자처럼 인도해주었습니다. Kathy Richardson씨와 Alison Meier씨는 편집과 제작을 가능하게 해주었습니다. 모든 분들의 인내에 감사드립니다.

책을 읽으시다 보면 제가 도움을 얻을 수 있는 방법 중 하나로서 이야기를 꼽는다는 점을 알 수 있을 것입니다. 약물이 일상의 삶을 살도록 도와주고 증상을 경감시켜 주는 치료적 효과를 낸다고 진심으로 믿는 정신과의사는 저 혼자만이 아닙니다. 저는 진정한 완화를 가져올 수 있는 약물을 처방하고, 오늘날 존재하는 많은 효과적인 약물치료법을 개발해내고, 연구하고, 생산하는 제약 산업에 빚진 마음을 갖고 있습니다. 이 책에서 논의된 모든 약물 치료는 환자들에게 직접 처방해본 저의 경험에서 비롯된 것이며, 이 결정은 어떤 제약 회사에게서도 금전적 기부를 받지 않고 어떤 제약 회사의 주식도 소유하지 않고 있기 때문에 더 쉽게 내릴 수 있었습니다.

하지만 저는 동시에, 약이 치료해 줄 수 없는 부분도 존중합니다. 만약 환자가 약물을 복용하지 않고 살 수 있다면, 의사와 이야기하는 것이-어떤 경우에는 수년간에 걸쳐 집중적으로-불안을 경감할 수 있는 길의 주된 통로를 열어준다는 사실을 압니다. 저는 환자들에게 심리치료 및 정신분석을 해본 경험에 근거하여, 이야기하는 치료법이 그 개인의 경험에 대한 깊은 존중에서 나온다고 믿습니다. 한 개인의 증상이 나타나는 정확한 양상에 치료를 맞추어 나가는 것은 많이 이야기하고, 경청하고, 관계 맺는 것을 필요로 합니다. 정신분석가로 훈련받은 저의 경험과 수년간 환자로서 정신분석을 받아본 저의 경험은, 동기가 있다면 우리 스스로 얼마나 자신 안의 변화를 일으킬 수 있는지를 깨닫게 도와주었습니다. 이 지혜를 깨달을 수 있게 해주시고 저를 가르쳐 주신 의사선생님들, 선생님들, 지도감독자 선생님들께 감사한 마음을 영원히 잊지 않을 것입니다.

마지막으로, 이 책을 집필하는 동안 저를 지지해준 모든 동료들과 친구들과 가족에게 감사하고 싶습니다. 제가 일일이 말하지 않아도 제가 감사하고 싶은 분들은 당신의 사랑이 저에게 얼마나 큰 의미를 지니는지 알 것입니다. 일상 속에서의 여러분의 사랑은 제가 다음 단계로 넘어갈 수 있도록 자신감을 불어 넣어줬습니다. 특별히 제 아내 엘리자베스에게는 제가 가장 중요히 여기는 것을 끝까지 존중해줘서 고맙다고 말하고 싶습니다. 실질적인 도움과 일정 조절에 더해, 아내의 사랑은 집필 과정 동안 제가 무사히 항해해 나가도록 해주었습니다. 아내의 사랑과 제 옆에서 자리를 지켜준 검은 강아지 사사에게 항상 감사한 마음을 갖고 있습니다.

뉴욕에서

Chap Attwell, MD, MPH

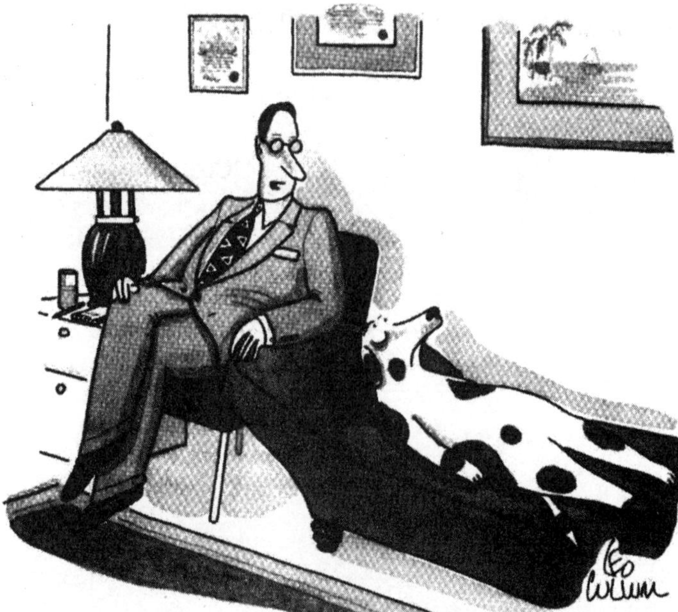

서 론

*불안 장애 100문 100답*에 오신 것을 환영합니다. 3부로 나누어진 이 책은 불안 장애에 대해 자주 질문 받는 내용에 대해 답하고 있습니다. 1부는 불안 장애의 특성에 대해 알아봅니다. 2부는 불안의 정상적이고 적응적인 역할에서부터 사람의 성격을 만연하고 눈에 띄는 장애로 형성할 수 있는 영향력까지 불안의 여러가지 측면에 대해 설명합니다. 여기에서는 한 사람의 삶에서 불안이 나타나는 모습에 대해 읽게 될 것입니다. 3부는 치료 방법에 대해 알아보는데, 심리치료, 약물 치료, 대안 치료의 세 가지 방법으로 나누어져 있습니다.

이 책의 마지막 부분에는 불안 상태를 이해하는데 중요한 기본 용어집과 불안 장애를 가려낼 수 있는 평가 척도, 적절한 건강 관리를 받는데 도움이 될 수 있는 참고 문헌과 자료를 정리한 부록이 포함되어 있습니다. 불안과 그 특성, 그리고 불안이 여러분 및 여러분의 가족에게 미칠 수 있는 영향력에 대해 더 많은 정보를 얻을 수 있을 것입니다.

이 책은 정신과 의사가 교육 상담을 하는 진료실의 모의 장면을 통해 기본 불안 장애의 양상과 임상적 불안의 발현을 이해하는 여정의 길잡이가 되려 합니다. 이 책은 정상적이고 반응성인 불안과 과도하지만 치료로서 경감될 수 있는 불안을 구별하도록 도와줄 것입니다. 요약되고 가명 처리된 많은 환자들의 삶에서 나타나는 수십개의 임상적 사례들을 읽으면서 불안 증후군에 대해 배우게 될 것입니다. 이 이야기들은 여러분이 경험할 수 있는 증상을 잘 나타내도록 짜여졌습니다. 이 책은 적절한 전문적인 도움을 구하는 것을 대체하기 위한 것이 결코 아닙니다. 일부 신경과학(뇌화학과 기능) 연구에 대한 언급이 나오기는 하지만, 이 책은 본질적으로 임상 장면에서 흔히 접할 수 있는 상황들에 초점을 맞추고 있습니다. Rick Sostchen씨와 Selma Duckler씨의 개인적 회고와 의견은 이 책을 다른 불안 서적과 구분지어 줍니다. 이 환자들의 이야기(본문에 대한 답변)를 잘 읽다보면 불안을 이해하고 치료하는 과정에서 일어날 수 있는 일들에 대해 알게 되고, 여러분 자신을 위해 적절한 도움을 구하려 할 때 느낄 수 있는 두려움을 극복하는데 도움이 될 것입니다.

저는 임상가이자 정신과 전문의로서 뉴욕에서 개업을 하고 있습니다. 또한 최근 6년 간의 성인 정신분석 수련을 마치고 소아 및 청소년 정신분석 수련 과정의 시작도 앞두고 있는 정신분석가이기도 합니다. 저는 이 학문과 수련이 결코 없어서는 안 될 만큼 유용하다는 사실을 발견했습니다. 신경과학에 대해 읽고 배우는 것도 즐겁기는 하지만, 저는 기초 과학자도, 임상-연구자도 아닙니다. 이 책에 포함된 신경과학에 대한 내용은 특정 증상을 더 잘 이해하려는 목적으로만 사용되었습니다.

2부에서는 불안이 한 사람의 삶에 영향을 미칠 수 있는 수많은 방법들에 대해 읽게 될 것입니다. 제 진료실에서 가장 흔히 만나는, 혹은 미국 내 가장 바쁜 정신과 응급실이 있는 Bellevue 병원에서 일했을 때 자주 보았던 불안의 종류를 정리해 보았습니다. 2부의 초반부는 흔한 질문들을 다루며,

후반부는 정신장애의 진단 및 통계 편람에 나와있는 특정 불안 증후군 중 일부를 다루고 있습니다. 동일한 "불안 장애"도 놀랄 만큼 다양한 양상으로 나타날 수 있기 때문에, 가장 흔히 일어나는 예들만 포함하였습니다. 만약 당신이 특정 장애가 있는 것 같다면 책 뒤 쪽의 평가 척도를 참고하시길 바랍니다. 척도를 작성하여 주치의에게 가져가면 적합한 정신과 의사에게 의뢰 될 수 있을 것입니다. 숙련된 전문가의 도움 없이 스스로 자신을 진단하거나 치료하려고 시도하면 절대 안 됩니다. 책을 읽다 보면 그 이유가 명백해질 것입니다.

훌륭한 치료, 그리고 여러분의 성격과 상태에 적합한 치료를 선택하는 것이 성공적인 회복으로의 지름길입니다. 의학계의 '치료 전에 진단'이라는 금언이 이 선택 과정을 잘 나타내줍니다. 옳은 진단을 받기까지는 시간과 돈이 들 수 있지만, 반드시 그만한 가치가 있습니다. 이 시기에 내리는 결정이 당신의 나머지 삶의 방향을 바꾸어 놓을 수 있습니다. 새 집을 살 때 타당성과 안전성을 검토하기 위해 들이는 시간과 돈을 생각해 보면, 당신의 내면의 집을 수리하려고 할 때에도 적어도 동일한 수준의 관심이 필요하다는 점을 깨달을 수 있을 것입니다. 많은 환자들이 장기적으로 보았을 때 자신의 삶에서 가장 탁월했던 금전적 투자는 치료에 들인 비용이라고 말합니다. 훌륭한 치료 덕분에 직업 면에서도 전진할 수 있었기 때문이지요. 따라서, 시간과 돈을 들일수록 더 효율적으로 일할 수 있고 진정된다는 것을 피부로 느끼기 때문에, 실제 치료비는 소비라기 보다는 훌륭한 문제해결을 위한 투자로 밖에 보이지 않게 됩니다. 사람들은 기분이 훨씬 나을 때 더 나은 결정을 내리고, 건강 문제도 적어지고, 기존의 건강 문제도 더 잘 견뎌내며, 가족과 잘 지내고 배우자와 덜 싸우며, 약물을 덜 남용하고 더 많은 돈을 법니다. 하나의 탁월한 선택이 미래의 수많은 훌륭한 선택으로 이어질 수 있으며, 신뢰할 수 있는 정신 건강 전문가를 찾는 것은 심각하게 고려해야 할 일입니다. 마치 적절한 심혈관 외과 의사를 찾는 것과 마찬가지로요. 이 차이점이 말 그대로 한 사람의 인생을 살릴 수 있습니다.

제 1 부

불안에 대한 기본 정보

- 불안이란 무엇인가요?
- 이 책의 전반적인 철학은 무엇인가요?
- 불안(anxiety)과 공포(fear)의 차이는 무엇인가요?

Q1 불안이란 무엇인가요?

우리는 먼저 불안한 순간이 무엇을 뜻하는지 알아야 한다. 나의 경우 내담자가 찾아오면 마치 온도계로 체온을 재는 것처럼 "불안 온도"를 측정한다(표 1). 나는 이 도구를 생명에 위협을 가할 수 있는 상황에 대한 "투쟁 도피" 생존 반응의 일부로서 사람들이 사용하는 기본 경고 척도라고 상상한다. 예를 들어 어떤 사람의 불안 온도가 매우 높다면, 그는 실제 상황과는 관계없이 자신이 진짜 위험에 처해 있다고 지각하는 것이다. 즉 자신이 **의식적**으로 통제할 수 없다고 느껴지는 전형적인 생리적, 심리적 증상들을 경험하게 된다. 이러한 높은 불안 온도에서는 **공황발작**에서 특징적으로 나타나는 가슴 통증, 메스꺼움, 땀 흘림, 어지러움, 심장 박동이 나타날 수 있다. 또한 심한 걱정 또는 자신이 죽거나 금방이라도 재앙이 닥칠 것만 같은 느낌과 같은 심리적 증상들도 겪을 수 있는데, 이러한 **공포**는 그 순간의 행동의 중요성에 대한 강박적인 걱정으로 변할 수 있다. 이러한 증상들은 오늘날 가장 흔히 알려진 정신과적 증후군을 묘사해 놓은 지침서인 ***정신장애의 진단 및 통계 편람 제4판(DSM-IV: Diagnostic and Statistical Manual of Mental Disorders)***에 의해 공식적으로 진단 내려질 수 있다.

불안 온도가 중-상 정도라면, 병적 증상보다는 덜 하면서, 좀 더 적응적인 역할을 할 수 있는 일상적으로 경험하는 그런 불안이다. 이런 상태는 개인의 성

의식적(conscious) :
자신이 인식할 수 있는 사고.

공황발작(panic attack) :
심한 불안 발작으로 극심한 공포, 숨쉬기 어려움, 증가된 심박수, 땀흘림, 떨림 등과 같은 다양한 증상들을 수반함.

공포(fear) :
구체적이진 않지만 나쁜 일이 일어날 것 같은 불안감과 관련된 불편함 감정 상태

정신장애의 진단 및 통계 편람 제4판(DSM-IV: Diagnostic and Statistical Manual of Mental Disorders) :
알려져 있는 모든 정신과적 진단과 그 증상이 기술되어 있음.

격이나 시간이 지나면서 그 개인이 발전해 온 방식에 의해서 만들어진 것이다. 만약 친구들이나 가족이 당신이 '만성적으로 불안하다'라고 말한다면 당신은 이 범위 안에 있을 가능성이 높다. 외로움, 의존심, 분노, 슬픔, 두려움, 또는 단지 상황을 통제할 수 있어야 한다는 욕구가 불안과 관련이 있을 수 있다. 이러한 감정 상태는 그 순간의 불안감에 반응하기 위한 행동으로 이어질 수 있고, 이런 행동은 시간이 지남에 따라 성격 특질로 굳어질 수 있는 것이다. 외로움은 물질 남용으로, 분노는 **공격성**으로, 의존성은 남에게 매달리는 모습으로 이어질 수 있다. 하지만 이렇게 덜 심각한 상태도 삶에 상당한 영향을 미칠 수 있다. 겉으로 명백히 드러나지 않는 불안을 치료하는 것이 어떤 이득을 가져올 수 있을지에 대해서는 나중에 설명하기로 하겠다.

공격성(aggression) :
가끔은 난폭적일 수도 있는 성난 생각과 행동을 포함하는 자연스러운 인간의 감정.

마지막으로, 낮은 불안 온도 범위에 속하는 사람은 자유롭고 태평하고 행복하며, 즐겁고 기쁘며, 느긋하고 평온하며 차분하다고 묘사되거나 스스로 그렇게 느낀다. 인생은 안전하고 그 순간 삶은 잘 풀리고 있으며, 당장에 어떠한 위험도 임박하지 않았다는 느낌 말이다.

표 1. 불안 온도계

시원함	따뜻함	뜨거움
대부분 의식적인 통제 아래 있음. 무의식은 대부분 억압됨	*여전히 의식적인 통제 하에 있지만 무의식의 작용이 좀 더 커졌음*	*의식적인 통제는 줄어들고 무의식적인 작용이 더 커짐*
마음 차분한 근심 없는 통합된 안전감	**마음** 조마조마한 걱정되는 스트레스 받는 긴장된 슬픈 화난 외로운 공허한 상처입은 빈곤한	**마음** 공포의 도가니 무시무시한 압도되는 죽을 것 같은 생각이 매우 빨리 지나감
몸 정상적인 심박수 차분히 숨 쉼 집중할 수 있음 땀을 흘리지 않음	**몸** 신경과민의 증가된 심박수 숨이 빨라진 더 빨리 생각하고 집중이 어려운 요통 복통 두통/편두통 약간의 어지러움 설사 변비	**몸** 과도한 심장박동 땀 흘림 메스꺼움/구토 가슴 통증 요통 어지러움 기절 목소리의 변화 숨이 가빠짐

Q2 이 책의 전반적인 철학은 무엇인가요?

불안은 수세기에 걸쳐 역사학, 문학, 생물학, 사회학, 철학, 종교학 등 광범위한 학문 분야에서 연구되어 왔으며, 이 모든 분야들은 존재의 기본 문제인 불안과 씨름해왔다. 이 책은 불안을 이해하려 노력하고 치료하면서 얻은 한 사람의 축적된 체험을 보여줄 것이다. 더불어, 이 책은 내가 불안과 관련된 일을 하고 고심하면서 발견한 흔하고 도움이 되는 것들을 나눔으로써, 여러분이 불안에 대해 더 잘 이해하도록 도우려는데 목적이 있다. 내가 어떤 특정 학문이 더 옳다고 주장할 수는 없지만, 불안한 환자를 도우려고 진료실에서 노력할 때 내 마음속에 어떤 생각들이 지나가는지에 대해 여러분이 알 수 있기를 바란다.

내가 이 책에서 예를 든 환자에 관한 자료는 모두 혼합되어 있으며, 절대로 어느 특정 환자를 지칭하는 것이 아니다. 여기에 사용된 모든 증후군과 예들은 진료실에서 반복해서 나타나는 일반적인 원리들을 말하고 있다. 마치 내과의사가 반복적으로 가슴 통증과 숨가쁨을 다루듯이 말이다. 만약 자료 중 각주나 참고문헌이 유용할 것 같은 부분이 있다면 저자와 저서 또는 논문의 제목을 언급하겠다. 그러나 이 책에 있는 대부분의 자료는 일반 교과서나 인터넷 상에서 쉽게 찾아볼 수 있는 것들이다. 따로 표시되어 있지 않다면 인용된 특정 정보는 일반적인 것이다. 이 외 나의 개인적인 견해들은 이 주제에 대해 수년 동안 동료 및 환자들과 함께 토론하고 숙고한 것이다.

Q3 불안(anxiety)과 공포(fear)의 차이는 무엇인가요?

불안과 공포의 차이를 구별하는 것은 중요하다. 불안은 신체의 경고 신호체계, 즉 뇌가 무언가 나쁜 일이 일어날 수도 있다고 신체에게 말하는 방법이다. 이런 반응은 공포와 상관은 있지만 다르다. 공포는 실제로 무언가 위험한 일이 일어나고 있을 때 또는 위험한 일이 임박했을 때 우리에게 경보를 울리는 것이다. 예를 들어 당신의 배우자가 특정 질환이 없는 상태에서 정기 건강 검진을 앞둔 상태에서 당신이 질병으로 배우자를 잃을까 봐 두려워한다면 이 반응은 당신의 배우자를 잃게 되는 것에 대한 불안으로 간주될 수 있다. 중요한 것은 이 불안의 원인이다. 당신은 이미 중요한 사람을 잃은 경험이나 외상 경험 등으로 고통 받았을 수 있다. 따라서 이러한 외상이 다시 일어날 수 있다는 두려움이("자라 보고 놀란 가슴 솥뚜껑 보고 놀란다"라는 속담처럼) 무언가 나쁜 일이 또 일어날 수 있다는, 혹은 일어날 것이라는 불안을 야기할 수 있다. 이런 상황-불안은 암이 전이된 배우자와 살고 있는 사람의 그것과는 다른 이야기이다. 이 상황에서는 배우자가 적절한 치료를 받는다고 해도 사망할 것이며, 심적 고통과 상실은 시간 문제일 뿐이다. 이런 상황에서는 배우자의 죽음에 대한 공포와 그에 딸린 정신적, 신체적 반응들이 전적으로 합당하고 현실적인 것이다.

이상의 예는 불안과 공포의 본질적인 상호작용을 잘 나타내주며, 특정 개인의 불안의 역사적 근원을 이해하게 해준다. 일반적으로 사람들의 현재 사건에 대한 불안은 부분적으로는 과거의 진짜 두려웠던 사건들에 근거한다. 오늘의 공포는 내일의 불안으로 이어질 수 있다. 이 현상에 의하면 우리는 불안을 이전 외상경험, 상실 경험, 중대한 인생 사건들을 기억하는 형식으로 생각해볼 수 있는 것이다(15번 질문을 보라).

■ 릭(Rick)의 이야기 :

나는 마크 트웨인이 쓴 글을 읽은 적이 있는데, 아마 그의 인생의 최악의 일들은 결코 일어나지 않았다라는 내용이었던 것 같다. 나처럼 불안 때문에 고통받는 사람들은 마크 트웨인이 무엇을 의미하는지를 안다. 일어날 수 있는 부정적인 결과와 사건들, 다시 말하면 일어날 가능성이 거의 없는 일들에 내가 쏟아붓는 시간과 관심은 합당한 정도에서 한참 벗어난다. 이것은 상당한 에너지 낭비이다! 게다가 이런 행동은 내가 생산적인 일을 하거나 허구가 아닌 실제 난관들을 피하기 위해서는 시간을 덜 들이고 있다는 것을 뜻한다.

Q4 정상적인 불안과 병리적인 불안의 차이는 무엇인가요?

정상적인 불안과 **병리적**인 불안을 이해하기 위해 표 1의 불안 온도계를 비유로 사용해보면, 정상적인 불안은 몸에 해결의 실마리를 줘서 우리가 일상에서 더 잘 기능할 수 있는 방식으로 행동하게 한다. 병적인 불안은 자신이 하고 싶은 대로 하거나, 느끼고 싶은 방식대로 느끼는 것을 방해한다. 예를 들어, 시험이나 공연 날짜가 가까워지는 것은 우리에게 공부하도록 또는 임박한 도전을 위해 준비하도록 동기를 부여해 준다. 그러나 병적인 불안은 시험을 준비하기 위해 필요한 온갖 사소한 일들에 강박적으로 신경을 쓰게 만들고 정작 시험 준비는 하지 못하게 한다. 작가, 음악가, 또는 학생들에게서 이러한 불안은 두려움 때문에 준비를 미루게 되는 지연 행동으로 이어지게 된다. 이런 꾸물거림은 정신적, 신체적으로 옴짝달싹 못하게 되는 상태로 이어질 수 있으며, 원래 원했던 바대로 수행하지 못하게 할 수 있다. 병적이든 정상적이든 간에 모든 종류의 불안은 느낌을 전달하는 중요한 역할을 하고, 주변 환경에서 어떤 자극이 두려움을 자극시키는지를 정확히 지각하도록 돕는 역할을 한다. 주의 깊게 관찰한다면 두려움의 본질을 구별하고 더욱 적절한(덜 병리적인) 방식으로 반응하도록 도움이 될 수 있다.

> ***병리적(pathologic) :***
> 비정상적이라고 간주되는 의학적 상태

Q5 의식적인 불안과 무의식적인 불안의 차이점은 무엇인가요?

의식적인 불안이란 우리가 두려워한다고 알고 있는 불안이다. 뱀, 높은 곳, 균, 첫 번째 데이트, 많은 사람들 앞에서의 발표, 시험, 병원에 가는 것 등은 모두 흔히 볼 수 있는 의식적인 두려움이다. **무의식적** 불안은 우리의

무의식(unconscious) : 자신이 인식하지 못하는 사고 과정.

의식적 인식 너머에 있는 것이다. 이런 불안은 가장 흔하게는 갑작스러운 공황발작으로 나타난다. 공황발작이 나타나는 사람은 자신이 "질겁"한다는 것은 알지만 정확히 무엇이 자신을 자극시켰는지는 알지 못한다. 예를 들면 어떤 사람이 크리스마스를 가족과 함께 보내기 위해 집으로 운전하며 가던 중 가족들이 자신의 배우자를 싫어했던 것에 대해 지니고 있던 무의식적인 분노가 공황 발작으로 나타나는 경우, 본인은 이 정서적 고통이 뿌리 깊은 원인이라는 것을 모를 수도 있다. 의식적인 불안과 무의식적인 불안은 함께 나타날 수도 있다. 어떤 친구는 피를 싫어한다고 말할 수는 있어도 그 이유가 몇 년 전 돌아가신 어머니가 병원에 가실 때 피를 흘렸기 때문이라는 것은 알지 못할 수 있다. 혹은 한 여성은 피를 싫어하는 이유가 그녀가 초경을 했을 때 그녀 자신도, 그녀의 어머니도 어떻게 해야 할지 몰랐기 때문일 수도 있다. 또는 어떤 사람은 배우자를 사고로 잃을지도 모른다는 의식적인 두려움을 가질 수 있는데, 이런 생각이나 느낌을 참을 수가 없기 때문에 부분적으로 의식적인 이 두려움을 회피하고 대신에 피를 혐오하는 것에 의식적으로 집중할 수도 있다.

■ 릭의 이야기 :

나의 불안 장애는 강박장애이다. 나는 내 불안이 내가 알고 있는 두려움과 내가 인식하지도 못하는 두려움 모두 다에 의해 자극된다는 것을 안다. 병원에 가는 것 또는 예상하지 못한 청구서처럼 나를 긴장하게 만드는 무언가와 직면하게 되면 나의 강박장애 증상은 심해진다. 한 예로 나는 특정 구절이나 생각을 끊임 없이 반복하여 소리내서 말하거나 혼자서 중얼거리곤 한다. 또는 어떤 것을 만져야 한다고 생각이 들거나(강박 장애를 지닌 동지인 텔레비젼에 나오는 형사 Monk도 이런 행동을 한다), 특정단어나 숫자 또는 숫자의 조합을 피하기도 한다(예를 들어 '하지만', '4' 또는 총합이 18인 숫자들). 혹은 내 마음속으로 예전에 누군가와 했던 논쟁을 계속 반복하여 떠올리기도 한다. 가끔씩

은 나를 불안하게 만든다고 생각지도 못했던 것들이 이런 증상을 유발하기도 한다. 만약에 내가 걱정할 게 아무 것도 없다면, 난 아마도 그 평온한 상태에 대해 걱정하게 될 것이다!

■ **셀마(Selma)의 이야기 :**

정신분석을 받기 시작했을 때, 나는 무의식에 대해 읽으면서 무의식의 존재를 믿었다. 하지만 프로이트가 쓴 "꿈의 해석(Interpretation of Dreams)"을 읽으면서 나에게는 해당되지 않는 이야기라고 생각했다. 나는 정신력을 발휘할 수 있는 나의 능력을 믿었고, 내가 가장 좋아했던 시는 "나는 내 운명의 주인, 나는 내 영혼의 선장"으로 끝나는 William Henley의 Invictus였다. 그 당시 나는 의식적인 정신력만이 나의 운명을 지배할 수 있다고 믿었다. 물론, 이 부분에 있어 나는 항상 실패하곤 했다. 그러나 나는 매번 스스로 생각하기에 더 강한 정신력이라고 느껴지는 것을 가지고 다시 시작하곤 했다. 프로이트의 책에서는 매우 매력적으로 여겨졌던 무의식이라는 개념은 나와는 별 상관이 없다고 느껴졌다.

치료를 받는 수년에 걸쳐, 내가 그것을 무엇이라고 부르는지와는 상관없이 유쾌하든 불쾌하든지 간에 여러 종류의 무의식적 활동이 일관적으로 나타났다(나는 절대로 그것을 무의식적 욕구라고 부르지 않았다). 나는 거기에 온갖 이름을 갖다 대었고, 치료 초반 몇 년 동안은 내가 이런 모든 바람직하지 않은 행동들을 하는 이유가 내 분석가들 때문이라고 결론짓곤 했다. 내 분석가의 제안으로 인해 내가 그 행동들을 하게 되었다고 생각했던 것이다! 내가 그런 행동들을 하는 이유가 내 머리와 욕구와 느낌에서 유래한다는 것을 진심으로 이해하기까지는 오랜 시간이 걸렸다. 그 과정을 존중하고, 또 내가 원하지 않는 일들이 무수히 일어나도록 만든 내 정신력에 많은 투자를 하는 것을 멈추게 되기까지는 더욱 많은 시간(몇 달의 문제가 아니라 몇 년)이 걸렸다. 마침내 내가 과도하게 의지력을 발휘하려 노력했던 이유가 바로 정반대의 일이 일어나기를 바라는 강렬한 감정 때문이라는 것을 알게 되었다.
한 예로, 나는 항상 다이어트를 해 왔다. 나는 내가 매우 뚱뚱하다고 생각했고

0.5킬로그램만 쪄도 둥그스름해진 내 모습이 너무 부끄러워서 사회 생활을 그만두곤 했다. 실제로 나는 162.5센티미터의 키에 몸무게는 50.8킬로그램이었다. 나는 매우 강한 정신력을 가지고 있었고(결국 깨졌지만) 건강에 도움을 줄 수 있다고 생각한 수많은 금기 사항들을 두고 있었다. 한 종류의 음식에 대한 제한 사항을 지키지 않는다는 것은 나에게는 혼돈에 빠지는 것을 의미했다. 먹고 싶은 왕성한 욕구 때문에 이런 수많은 엄격한 제한을 스스로 가했다는 것을 머리로 만이 아닌 몸으로 깨닫게 되기까지는 오랜 시간이 걸렸다. 실제로 배가 고픈 적은 한번도 없었기 때문에, 이러한 인식을 얻는 것은 매우 힘들었다. 게다가 나는 먹고 싶어하는 욕구가 의미하는 모든 가능성을 더 이상 부인할 수 없을 때까지 부정했다. 나는 유아적 상태로 돌아가고자 하는 끊임없는 욕구를 인정해야만 했다. 이 외의 모든 것은 내게는 심리적으로 죽음과도 같았던 보살핌 받고 있다는 느낌에서의 단절을 의미했다. 그 증거가 내 삶에서 너무나 명백했기 때문에 이 깨달음을 부인할 수 없었는데, 그 증거는 항상 의식적인 것은 아니었다. 나는 활동적이고 요구적이며 강력한 그리고 여태까지는 무의식적이었던 활동의 대단히 강한 신호가 있다는 것을 알게 되었으며, 이 예에서 무의식은 내 섭식 불안을 일으키고 내가 그 불안을 관리하는데 에너지를 쏟아붓게 만들었다는 사실을 깨달았다.

나의 치료가 깊어감에 따라, 나는 무의식적 욕구를 나의 진정한 한 부분으로 받아들이고 무의식적 욕구들을 의식적으로 적용함으로써 나의 가장 소중한 정신력으로 사용할 수 있게 되었다. 한 예로, 나는 독서를 매우 좋아해서 공립 도서실을 자주 이용하곤 했다. 도서실은 사용하기가 매우 쉬웠는데 나는 책을 제때 반납하는 적이 거의 없었으며, 연체료가 30불 이상 쌓여 있었다. 한 치료 회기에서 나는 그 문제에 대해 잠시 불평한 후에, 내가 생각하기에 더 급하고 중요한 문제들로 바로 넘어갔다. 그런데 내 분석가는 연체료 문제로 돌아가기 원했다. 왜 그렇게 벌금이 쌓였는지? 나는 연체료보다도 훨씬 더 중요한 문제들이 많이 있다고 대꾸했고, 더 심각하고 고통스러운 문제들을 다시 꺼내 놓았다. 하지만 치료자는 다시 연체료 이야기로 돌아갔다. 계속 이런 식으로 왔다 갔다 하는 일이 반복되자, 나는 너무 화가 났고, 결국 소파에서 벌떡 일어나

'나의 진짜 문제가 아닌 연체료에 그렇게도 관심이 많으면 선생님은 분명 정신이 어떻게 되신 거예요, 날 도울 수 없어요'라고 말했다. 그 당시 난 내가 뭘하고 있는지 알지 못했고, 분노하며 나가버렸다. 나는 분석을 끝내야겠다고 생각했다.

다음 날 나는 다시 치료를 받으러 갔는데, 별로 미안한 마음도 들지 않았고 흥분이 가라앉은 상태도 아니었다. 그러나 적어도 나는 이 문제를 끝까지 다룰 마음이 있었다. 결국(바로 그날 오후는 아니었지만) 나는 제때 책들을 반납하는 것이 참을 수 없는 분리의 느낌을 준다는 것을 깨달았다. 책들은 나에게 크나큰 기쁨을 주었고 그 속에는 삶에 대한, 그리고 인생을 어떻게 사는지에 대한 많은 이야기들이 담겨 있었으며, 사랑스럽고 훌륭한 대리 어머니 역할을 했다. 내가 책을 반납함으로써 그것을 포기할 것인가? 결코 아니었다.

이런 깨달음이 마음 속 깊이 자리잡자, 나는 더 이상 책을 반납하는 것을 미루지 않았다. 최종적으로 내가 받은 선물은 연체료를 더 이상 내지 않아도 되는 사실보다는 내가 인생에서 어떻게 하고 있는지에 대해 조금 더 잘 이해하게 된 것이었다. 하나의 작은 깨달음이 순간 수많은 다른 관문들을 활짝 열게 해주었고, 내 삶의 수많은 다른 부분들에서도 비슷한 행동이 있음을 발견하게 해주었다. 나는 그것에 대해 생각하거나 노력하지 않아도 됐다. 별다른 효과가 없었던 그 행동 양식들은 사라졌다. 나는 더 이상 같은 게임을 반복하고 있지 않았으며, 내 에너지를 훨씬 더 창조적인 방식으로 사용하게 되었다.

Q6 삶에서 예상되는 정상적인 불안의 시기는 언제인가요?

정상적이고 적응적인 불안은 인간의 성장 과정에 선천적인 요소이다. 우리는 A단계에서 B단계로 성장하기 위해 단계별로 불안을 경험한다. 오스트리아의 신경학자였던 지그문트 프로이트(Sigmund Freud)는 불안의 이해를 돕기 위해 아기의 탄생을 비유로 들었다. 그는 인간은 마치 아기가 자궁을 떠나는 것처럼 편안하고 익숙한 장소를 떠나서 새로운 장소로 이동한다고 보았는데, 이 새로운 장소는 더 많은 자유를 허락하지만 초기에는 덜 편할 수 있다. 각 성장기마다 우리는 자주성을 향해 다음 단계를 준비해야 하며, 새로운 불안을 경험한다. 아이들은 걷는 것을 배우고 그들의 부모와 떨어지는 법을 배운다. 미국 문화에서는 대학교에 들어가면 흔히 집에서 독립한다. 이 외에도 성생활을 시작하고, 배우자를 선택하고, 부모라는 복잡한 역할을 받아들이고, 정상적인 노화의 영고성쇠를 겪고, 의학적 질병이나 죽음에 대처할 때, 우리는 그 다음 단계에서 일어날 수 있는 일에 대해서 인생에 내재되어 있는 불안을 다시 느끼게 된다. 다음 단계로 넘어가는 것은 이전 단계에서의 구속으로부터 해방시켜 주거나, 생의 막바지 단계의 경우에 그런 자유의 상실에 대한 두려움을 일으킨다.

이런 불안한 시기들은 모두 정상 범주에 속한다. 누구의 삶에서나 단계적인 발전 과정 중에는 이전 단계에서 겪은 경험의 잔여물이 남을 수 있다. 한 예로, 어린 시절 부모의 이혼 또는 질병으로 인한 죽음을 경험했던 사람은 고통스러운 기억과 두려움 때문에 집을 떠나 독립하기가 더 힘들 수 있다. 그 자녀는 남아 있는 부모를 돌보아야 한다는 책임감을 느낄 수도 있고, 자신이 집을 떠나는 것은 자신이 사랑하기도 하고 필요하기도 한 그 부모를 죽이는 것과 같다는 생각이 들 수도 있다. 이러한 두려움은 자녀의 세계에서 중요했던 부모가 실제로 떠나면서 고통을 주었던 이혼 사건과 관련되어 실제로 자극되는 감정들과 뒤섞일 수 있다.

■ 릭의 이야기 :

프로이트는 대단한 걸 발견했다: 나는 자궁 안에서 아주 잘 지내고 있었다. 그러나 그 후부터 삶이 위태로워지기 시작했다. 나는 내가 즐겁고 보람되고 중요

한 경험이 될 수 있었던 활동들을 불안 때문에 회피해 온 것을 안다. 실패할까 봐 두려워서, 또는 단순히 두려워서 말이다. 이런 경우 불안은 유용한 역할을 하지 않았다. 내가 위험을 피하도록 도와주는 것이 아니라, '삶은 위험하기 때문에 피해라, 피해라, 피해라'라고 불안이 내게 속삭이는 것이다. 좀 더 긍정적으로 생각해보자면, 불안과 강박 증상이 내가 새롭고 흥미 있는 일을 하지 못하도록 막지 않을 때 나는 성취감을 느끼기도 한다.

Q7 내 불안에 대해 더 잘 이해하기 위해서 스스로에게 어떤 질문을 던질 수 있나요?

a. 이 증상이 새롭게 나타난 것인가, 아니면 여러 해 동안 있어 왔던 것인가? (즉, 이 특정 증상과 관련된 내 개인력은 어떠한가?)

b. 이 증상이 내 마음 속에서 더 많이 나타나는가(예: 걱정), 아니면 내 몸 안에서 더 많이 나타나는가(예: 메스꺼움)?

c. 불안 온도계 상에서 몇 도인가?

d. 이러한 증상이 이전에 나타났을 때 도움이 되었던 것은 무엇인가?

e. 내 담당의는 어떤 종류의 치료가 가장 도움이 될 것이라고 생각하고 있는가(단기치료/장기치료, 정신역동치료/행동치료, 약물 치료/비 약물치료, **정신과 의사/심리학자** 또는 사회사업가, 증상 위주/성격 위주)?

f. 물질 남용이 내 상태나 호전에 얼마나 영향을 미치는가?

g. 이 삽화 동안 내 증상을 완화시키거나 악화시키는 것은 무엇인가?

h. 내 가족 중에 이러한 증상을 가진 사람이 또 있는가? 그들에게 어떤 것이 도움이 되거나 해가 되

정신의학/정신과 의사 (psychiatry/psychiatrist) : 정신 질환과 행동 장애의 연구, 진단, 치료와 예방. 정신과 의사는 정신의학을 공부하고 진료함.

심리학/심리학자 (psychology/psychologist) : 행동 및 행동의 기저에 있는 과정을 연구하는 학문. 미국 내에서 심리학자는 심리학 분야에서 박사 학위를 받은 전문가임.

었나?

i. 이 특정 증상은 나에게 무엇을 의미하나?

j. 내 불안 중 얼만큼이 외로움 또는 혼자서 감당할 수 없다는 느낌에서 오며, 얼만큼이 내 감정이 다른 사람들에게 받아들여지지 못할 것이라는 느낌(즉, 내가 진짜 느끼는 것이 무엇인지 안다면 그들이 날 떠날 것이라는 생각)에서 오는가?

Q8 불안 장애는 얼마나 흔한가요?

불안 장애의 정확한 유병률은 결정하기 어려우며, 각기 다른 자료들이 다른 통계적 수치를 보고하고 있다(자세한 논의는 David H. Barlow의 책을 보라). 그렇지만 다양한 문화권에서 국제적으로 실시된 연구에 의하면 전체 인구의 2~17% 사이가 인생 중 한 번은(즉, 평생 유병률) 범불안장애, 외상 후 스트레스 장애, 강박장애, 공황장애, **광장공포증**, 단순 공포증, 사회 공포증 등 불안 장애들 중에서 한 개 이상의 진단을 받는다고 한다. 인생에 걸쳐 이 수치는 10~25%로 바뀔 수 있는데, 이것은 물질 남용 장애나 불안으로 인한 의학적 문제나 성격의 핵심 특징이 되어 버린 만성 불안은 제외했을 때이다. 앞으로 보편적인 불안의 수많은 면들을 살펴보고 이 중 일부 특정 증후군에 대해 검토하게 될 것인데, 이 때 가능하면 미국의 가장 최근 유병률도 함께 보고하겠다. 예를 들어, 표 2는 미국 내에서 추정된 불안 장애의 유병률을 나타낸다.

> ***광장공포증(agoraphobia) :*** 도망치기가 어렵거나 도움이 닿기 힘든 공공 장소에 대한 공포.

표 2. 미국 내 불안 장애의 추정 유병률

불안 장애	추정 유병률	이 책에 등장하는 문항 번호
범불안장애	2~8%	60
공황장애	1~4%	65
사회공포증	2~15%	63
단순공포증	10%	64
강박장애	2~3%	62
외상 후 스트레스 장애	2~15%	66
신체변형장애	1~2.2% (피부과와 성형외과에서는 6~15%)	55
건강염려증	1.1~4.5%	61

출처 : *Kaplan and Sadock's Comprehensive Textbook of Psychiatry*

Q9 불안은 이해하기가 왜 그리 헷갈리나요?

불안은 너무나 다양한 측면을 가지고 있기 때문에 이해하기가 힘들 수 있다. 2부에서는 이러한 많은 측면들이 얼마나 복잡한지에 대해 다루게 될 것이다. 불안을 이해하는 과정이 그렇게 어려운 이유는 바로 어느 정도의 불안이 있는 것은 극히 정상적이기 때문이다. 마치 의식을 유지하기 위해서는 어느 정도의 혈압이 필요한 것처럼 말이다. 혈압처럼, 불안은 우리의 생존을 위해 필요하다. 불안은 다른 많은 임상적 상황에서 부분적으로 나타날 수도 있다. 어떤 경우가 일차적으로 불안한 것인지, 그리고 어떤 경우가 일차적으로는 다른 정신 장애가 문제이지만 불안한 특징이 함께 존재하는 것인지를 구분하기가 어려울 수 있다. 예를 들어, 알코올 의존인 사람의 치료 초반에는 내적 불안이 알코올 중독 뒤에 숨어 있는 주된 추동력이 되는지를 전혀 모를 수 있다. **우울증**, 조울

> ***우울증(depression) :***
> 다양한 증상이 나타나는 기분 상태. 증상은 수면 및 식욕 장해, 기력 저하, 집중력과 흥미의 저하, 슬픈 느낌, 소외감을 포함하며 간혹 자살 사고가 나타나기도 함.

증, 중독이나 알코올 중독에 대한 유전적 소인 모두가 음주에 대한 동기로 동등하게 작용할 수 있다. 전형적인 예로, 한 환자가 아주 심한 불안과 공황발작을 주호소 내원하였다고 하자. 그런데 이 환자는 정신분열병 첫 발병 때 나타나는 비현실적인 정신병적 분열도 함께 경험한다. 정신을 잃는다는 느낌–자신의 마음이 이전같지 않다는 것을 인식하는 것–이 압도적인 불안을 야기한다는 것은 이해하기 쉽다. 그렇지만 이 경우 불안이 핵심적인 요소이기는 하나 당장 급한 일차적 질병은 아니다.

■ **릭의 이야기:**

나는 강박장애 뿐 아니라 우울증도 함께 겪고 있기 때문에 어느 것이 어느 것을 일으켰는지, 아니면 실제로 한 진단이 다른 진단으로 이어졌는지 조차 알아내기가 힘들다. 분명, 이따금씩 우울감은 내 환경에 대해 더 통제하고 싶은 나의 욕구를 불러 일으키고, 강박장애는 적어도 이것을 성취하고 있다는 착각을 일으키게 한다. 반면에, 특정 문구를 먼저 외우기 전에는 아침에 침대에서 일어날 수 없다는 사실, 또는 일어난 순간부터 내 머리 속에서 돌고 맴도는 단어들을 반복하기 전에는 일어날 수 없다는 사실은 날 우울하게 만든다. 나는 내가 전혀 통제할 수 없다고 느끼는 것들을 함으로써 상황을 통제하려 노력한다! 반면에… 글쎄, 이거 헷갈린다. 생각해보면, 우울증이 먼저 온 것 같지만, 강박장애가 동시에 왔다고 해도 놀라진 않을 것이다. 그 당시에는 내가 강박장애가 있다는 것이나 강박 증상이 증상이라는 것을 알지 못했지만 말이다.

Q10 사람의 마음은 불안을 어떻게 없앨 수 있나요?

정신분석학파가 지난 수백년간 기여한 주된 공헌 중 하나는 우리가 불안으로 인한 불편감을 다루는 방식들에 대해 자세히 분석한 것이다. **방어 기제**라고 불리는 이 정신내적 책략은 우리 몸과 마음 속의 불안의 물결을 관

***방어 기제* (*defense mechanism*) :** 해로운 감정들을 느끼지 않기 위해 막는 방법.

***부인*(*denial*) :** 어떤 것이 사실이라는 것을 믿기를 거부하는 방어 기제.

***자아*(*ego*) :** 지그문트 프로이트가 처음 제안한 마음의 이론적 세 부분 중 하나. 현실과 상호작용하고 기분을 조절하며 정상적인 일상의 상호작용에 참여하는 능력.

***신체화*(*somatization*) :** 정서적 불편감–가장 흔하게는 불안감–을 신체적 증상으로 나타내는 것.

리하는 역할을 한다. 프로이트가 *억제, 증상, 불안*(Inhibitions, Symptoms, and Anxiety)에서 말한 고전적인 개념화에서, 그는 신체가 지각된 위험에 반응하는 방식을 신호 불안으로 기술했다. 이 반응은 해결의 실마리를 찾아서 불쾌한 느낌에 대해 방어하도록 신호를 보낸다. 프로이트는 억압(불편한 자극을 무의식적으로 **부인**하는 것)의 기제를 강조했으며, 프로이트의 딸인 Anna는 그녀의 고전적인 작품인 ***자아**와 방어기제*(The **Ego** and the Mechanisms of Defense)에서 여러 종류의 방어 기제를 설명했다. 안나 프로이트는 예를 들어 감정의 분리(이야기의 고통스러운 감정에서 자신을 거리를 두는 것), 대치(자신이 아닌 다른 무언가 또는 다른 사람의 탓으로 돌리는 것. 예를 들어 개를 발로 차거나 터널을 무서워하는 것), 또는 **신체화**(의식적이면 너무 압도적일 것 같은 느낌들을 신체 경험으로 전환시키는 것)와 같은 기제들을 분류했다. 오늘 날, 방어 기제들은 성숙하지 않은 것과 성숙한 것 등으로 구분되는데, 조지 베일런트(George Vaillant)의 *인생적응*(Adaptation to Life)이라는 연구는 불안을 다루는데 있어 특정 방어 기제들을 사용하는 것이 다른 방어 기제들보다 훨씬 효과가 좋다는 것을 알게 하는데 도움을 주었다. 원초적인 방법들에는 투사와 분열(세계를 흑백으로 나누는 것, 무엇 또는 누군가를 완전히 좋거나 완전히 나쁘게 보는 것, 자신의 나쁨을 주변 사람들의 탓으로 돌리는 것)등이 있고, 더 성공적인 방식들에는 승화, 이타주의, 유머(자신의 외상 경험을 더 나은 사회를 만들거나 사람들을 웃게 만드는 데 사용하는 것)등이 있다.

Vaillant는 인생을 살다보면 어느 순간에는 어느 정도의 재앙이 필수 불가 결하게 일어난다고 말한다. 그는 우리의 인생에 어떤 일이 일어나느냐가 아니라 우리가 어떻게 그것을 다루느냐가, 즉 방어 방식이 더 중요하다고 말한다. 그는 또한 불안의 훌륭한 치료법의 특징 중 하나를 강조한다: 레몬을 레모네이드로 만들거나 컵이 반쯤 차 있다고 보는 것은 우리의 통제 하에 있는 선택이라는 사실을 깨닫게 도와주는 것이다. 불안이 생존을 위해 불가피하고 바람직하다면, 불안을 우리에게 도움이 되는 방식으로 최대한 사용하는 것은 더 잘 기능하는데 도움이 될 것이다.

Q11 *불안의 신경생물학을 설명해주세요.*

20세기는 신경생물학 분야에서 중요한 시기였다. 그 중에서도 1990년부터 2000년까지는 "뇌의 10년"시기였다. 불안의 신경생물학을 잘 이해하려면 **신경화학**과 신경해부학을 익히 알아야 한다. 독자들이 읽으면 흥미로워할 조세프 르두(Joseph LeDoux)가 쓴 *정서적 뇌*(The Emotional Brain)라는 책은 뇌의 정서적 회로와 우리가 두려움을 지각하는 방식과의 밀접한 관련성을 잘 설명해 놓았다. LeDoux는 즉각적인 감각 신호부터(시각, 후각) 고차적인 사고("이것은 막대기이지 뱀이 아니다")까지 의식적, 무의식적 입력을 자세히 설명하고 우리의 정서적, 신체적 투쟁 또는 도피 반응에서 그것들이 신경학적으로 어떻게 생성되는지 설명하고 있다.

> ***신경화학(neurochemistry)*** : 뇌 구조와 신경전달물질의 기능과 같은 신경계의 기제 및 화학적 요소들의 연구.

현대 연구에서는 몇 가지 기본적인 것들이 간간이 발견되는데, 이 모든 발견은 우리의 일을 매우 흥미롭고 만족스럽게 만든다. 뇌 축의 특정 부위가 불안의 생성과 밀접한 관련이 있다는 사실은 이미 알려져 있다. 특히, 편

편도핵(amygdala) :
뇌의 변연계의 한 부분으로 학습, 감각적인 입력의 조정, 정서와 관련이 있음.

변연계(limbic system) :
정서적 반응과 경험을 조절하는 뇌의 부분.

스트레스(stress) :
불안감을 일으키는 모든 사건과 상황을 일반적으로 지칭하는 말.

콜티솔(cortisol) :
불안감, 공포, 흥분, 신체적 스트레스를 포함한 스트레스 받는 상황에서 부신에서 분비되는 호르몬.

영상(imaging) :
외관 상으로는 보이지 않는 인간 신체의 부분을 보는 과정. 엑스레이, CAT 스캔, MRI 등이 있음.

신경전달물질 (neurotransmitter) :
신경계에서 한 뉴런에서 다음 뉴런으로 정보를 전달하는 화학적 메신저. 세로토닌과 노르에피에프린 등이 있음.

노르에프네프린 (norepinephrine) :
불안의 신체적 증상들과 기분을 조절하도록 돕는 (화학적) 신경전달물질.

감마아미노부티르산(GABA: Gamma-aminobutyric acid) :
충동을 억제하는 것과 주로 관련되는 중추 신경계의 신경전달물질.

세로토닌(serotonin) :
운동 기능, 감정 조절, 지각 등 다양한 활동과 관련되는 중추 신경계의 (화학적) 신경전달물질.

도핵은 위험 요소를 지닌 자극이 주어지면 신체를 화학적으로 흥분시켜서 즉시 반응하도록 만든다. 위험이 닥쳤다고 판단되면, **편도핵**과 신체 다른 부위와의 연결은 고차적인 사고의 부위를 우회해서 우리의 신체가 투쟁 또는 도피 반응을 하게 만든다. **변연계**는 이제 특정 외상이나 지각된 외상의 기억이 지워질 수 없도록 이 기억을 입력하고 기호화해서 미래에 위험한 상황을 평가할 때 사용되도록 저장한다. 만성 **스트레스**는 **콜티솔** 수치의 증가와 관련이 있는데, 이것은 질병을 야기하거나 신체에 다양한 장기적 영향을 미치기 때문에 장기적인 불안이 신체에 끼치는 악영향은 막대하다(극심한 공황 상태에서 콜티솔은 신체를 휩쓸며 외과적 충격이나 급사와 비슷한 충격을 야기한다).

공황장애와 외상 후 스트레스 장애는 신경생물학적 분야에서 잘 연구되어 있다. 하지만 뇌가 불안을 조절하기 위해 사용하는 여러 **신경전달물질**의 역할에 대한 이해 및 **영상**과 관련해서는 앞으로 발견되어야 할 수많은 흥미있는 분야들이 남아 있다. 흔히 언급되는 주요 신경 전달 물질들은 콜티솔, 에피네프린(아드레날린), **노르에피네프린(노르아드레날린)**, **감마아미노부티르산**, **세로토닌**이 있다. 문자 그대로 수백개의 확인되지 않은 신경전달물질들이 우리의 사고와 느낌의 복합체를 구성한다는 것을 이해하는 것이 중요하며, 이런 것들이 신체의 다른 부분과도 연결되어 있다는 것도 알아야 한다. 특정 신경전달물질이 어떻게 작용하는지는 알려져 있지만, 뇌화학의 전체와 연관해서 볼 때 이런 상호작용들이 어떻게 접속되고 연결되는지는 아직 알려져 있지 않다 .

■ 릭의 이야기 :

10번 질문의 대답에서, 불안을 성공적으로 다룰 수 있는 방법 중 하나가 유머라고 언급되어 있다. 나는 희극을 쓰고 연기한 적이 있으니깐, 이 말이 맞는 것 같다. LeDoux가 설명해 놓은 고차적 사고의 예("이것은 막대기이지 뱀이 아니다")에 대한 나의 첫 반응은 "이건 십계 영화에서 율 브레너가 저지른 실수 아닌가?" 였다. 나를 불안하게 만드는 뭔가를 하고 있을 때(예를 들어 글쓰기) 나는 유머스럽거나 색다른 방식으로 생각하곤 한다. 젊은 시절 친구들과 얼어붙은 호수 위를 걷고 있을 때 나는 끔찍이도 무서웠는데, 이 때 나는 두려움을 숨기기 위해 계속 농담을 늘어놓았나(만약 당신이 꽁꽁 언 호수 위에서 코메디를 하고 있는 사람을 본다면, 그건 아마 나일 가능성이 높다). 이게 바로 신경생물학이다!

Q12 성별과 불안은 어떤 관계가 있나요?

불안의 성차는 복잡하다. 이유는 알려져 있지 않지만 일반적으로 세계 어느 곳에서나, 그리고 치료 여부와는 상관 없이 여자들이 남자들보다 두 배 정도 불안 장애를 유전하거나 경험할 가능성이 높다. 한 가지 명백한 차이점이 생물학적인 것이다–여성 대 남성 호르몬 말이다. 에스트로겐이 여성을 더 공황 상태에 빠지기 쉽게 하여 진화론적으로 봤을 때 보금자리를 더 쉽게 지키도록 하는 것인가? 문화적 요소도 성차의 이유 중 하나인데, 보편적으로 여성 및 소녀들은 두려움을 증상으로 갖고 이 증상을 완화시키기 위해 도움을 구하는 것이 더 수용적인 반면, 남성과 소년들은 이러한 두려움을 전혀 내보이지 않도록 또는 부인함으로써 반응하도록 조건화되어 있다. 따라서, 파괴를 두려워하는 남성들이 사냥꾼이 될 수 있고, 통증을 내비치는 것이 두려운 남자는 병원에 있을 때 적극적으로 통증을 부인할 수 있다. 마지막으로, 남성도 여성과 동일한 수준의 불안을 경험하지만 사회적으로 수용된다고 생각되는 방식, 예를 들면 물질 남용이나 폭력과 같은 방식으로 대처할 수 있다.

Q13 기질, 유전 그리고 불안 간에는 어떤 관련성이 있나요?

모든 증상은 사람의 신체 안에서 일어난다. 사람의 신체가 유전적이고 각 부모에게서 물려받은 **디엔에이**(DNA)로 구성되어 있는 한, 불안과 관련된 기질도 물려받게 된다. 고혈압 또는 당뇨와 같은 임상적 문제와 관련된 혈압이나 당뇨를 물려받는 것처럼 말이다.

디엔에이(DNA: deoxyribonucleic acid) :
모든 생물체의 기본 원칙으로, 나선형의 배열로 되어 있으며 유전학적 코드를 전달함.

유전자(gene) :
인간 신체의 각각의 살아있는 세포 안의 염색체에 위치해 있는 디엔에이의 한 묶음으로, 특정 세포가 어떻게 기능해야 되는지에 대한 정보를 전달함.

인자형(genotype) :
특정 특질 또는 특징에 대해 개인이 가지고 있는 유전자들의 묶음.

표현형(phenotype) :
특정 유전학적 코드(인자형)가 신체적으로 나타나는 형태.

나는 불안과 관련된 특정 유전학적 장애를 자세히 다루지는 않을 것이다. 다만 인구학적 연구를 살펴보면 불안 장애는 집안의 내력인 경향이 있는데 불안 장애와 관련된 특정 유전자는 발견되지 않았다는 것만 언급하겠다. 불안은 다유전적 모델을 따른다. 다시 말해서, 여러 **유전자**들과 유전자 산물들 간의 상호작용이 불안과 관련된 상태를 야기한다. 이러한 양상 때문에 물려받은 유전자 구조(**인자형**)가 나타나는 형태(**표현형**)는 환경적 자극 및 물려받은 유전자 산물들과 자극 간의 상호작용에 의해 다르게 나타날 수 있다.

생물학적으로 어느 생물체나 유기체 지위가 있듯이 환경적 상호작용은 임상 증상의 형태에 영향을 미칠 수 있다. 예를 들어, 출생 때 헤어진 일란성 쌍둥이들이 출생 때 헤어진 이란성 쌍둥이들보다 불안 장애를 가질 가능성이 더 높다. 또한 **기질**적으로 수줍음을 많이 타는 아동은 외향적인 기질의 아동들보다 일생 중 불안 장애를 겪게 될 확률이 더 높다. 하지만 수줍음을 타는 아동도 대인관계 교류가 많은 가정에서 자란다면 그 아동은 사회적 상호작용이 안전한 교류 방식이라는 것을 배우게 된다. 이런 연구 결과는 사람이 타고 태어나는 유전학적 형판이 아동기 성장 환경이나 성인기 환경 또는 치료를 받는 것에 의해 순응 가능하다는 것을 보여준다. 더욱이 불안 장애 환자들은 **심리치료**를 받으면서 호전되는데, 어떤 특정 표현형을 가지고 치료에 오든지 간에 치료를 받으면 불안의 표현이 경감될 수 있다는 것을 뜻한다. 이런 모든 자료는 불안의 임상적 발현이 단지 유전적 구조로만으로 결정되지 않는다는 점을 가르쳐준다.

> ***기질(temperament) :*** 선천적으로 타고 태어나는 상호작용 및 애착 방식.
>
> ***심리치료(psychotherapy) :*** 다양한 종류의 심리적, 정신적 치료를 일반적으로 가리키는 용어. 심리치료에서 환자와 치료자는 서로 의사소통하고 이야기하게 됨.

Q14 의학적 질병이나 약물 반응이 사람을 불안하게 만들 수 있나요?

의학적 이상이 불안 장애로 나타날 수 있다는 것을 항상 기억하라. 이것은 정확한 진단을 위한 핵심적인 원리이다. 신체적 증상을 호소하는 환자가 자신의 문제가 정신과적인 것이 아니라고 생각하는 것처럼, 불안과 걱정을 호소하는 환자도 자신의 문제가 의학적인 것은 아니라고 쉽게 생각할 수 있다. 가장 전형적인 예는 갑상선 항진증이 있는 여성에게서 불안 증상이 새로 발병하는 것이다. 한 남성은 공황발작을 새로 겪지만 최근 자신이 코카인을 사용했다는 것은 말하지 않을 수도 있다. 혹은 어떤 사람은 군중들 속에 있거나 시험을 볼 때 고조되는 자신의 불안을 이전에 자신이 차 앞 유리에 머리를 부딪혔던 교통 사고와 함께 연관지어 해석하지 못할 수도 있다. 어떤 여성은 자신의 과민해진 시기가 피임약을 복용하기 시작했을 때 또는 폐경기가 시작되었을 때라고 꼬집어 말하지 못하기도 한다. 한 노신사는 직장에서 집중할 수 없다는 문제를 호소하지만 난잡한 성 경험이 있었고, 매독에 걸렸지만 치료받지 못했다는 이야기는 의사에게 하지 않을 수도 있다. 간질, 암 초기, 면역 결핍증도 처음 증상이 정신과적으로 나타날 수 있다.

의학적 문제가 정신과적 문제로 나타나는 경우를 유의해서 살피는 것은 장기적으로 커다란 도움이 되며, 환자를 옳은 방향으로 안내해 줄 수 있다. 뇌와 뇌 건강은 신체와 신체 조건과 분리될 수 없는 것이다. 따라서, 임신 기간 동안 술을 마시는 여성들이 자신의 자녀를 다양한 발달적, 학습적, 정신과적 취약성에 노출시킨다는 것은 놀라운 일이 아니다. 이 원리는 또한 당신의 정신 건강 의료 제공자가 내과 의사이더라도 1차 진료 의사와 정기적으로 만나 검진받는 것이 좋다는 것을 제시한다.

■ 릭의 이야기 :

내과적 질병이 "정신과적 증상"을 보일 수 있다는 것을 믿어 의심치 않지만, 나는 나를 포함해 정신과적 질병 진단을 받은 수많은 사람들이 신체적 증상까지도 너무나 쉽게 마음의 문제라고 간과되어버리는 것을 알고 있으며, 이 점에 대해 화도 난다. 의학적 차트에 입원 등 정신과적 병력이 기록되어 있다면 진짜 신체적인 문제를 호소해도 그 과거 병력의 일부로 치부될 수 있다. 건강 면에서 본다면, 이것은 정신과적 문제의 가능성을 간과하는 것만큼이나 위험할 수 있다.

이것은 단지 이론 상의 문제가 아니다! 정신 질환을 앓고 있으면서 정신 건강

시스템에서 일하고 있는 나는 동료들의 대변자로서 이러한 일이 일어나서 적절한 의학적 치료를 받지 못하거나 급성 증상이 내과적인 문제였는데 정신과 병동으로 의뢰된 일들에 대한 불만을 수도 없이 들었다. 이것은 현존하는 분명한 문제이며, 정신과적 또는 정서적 장애로 도움을 찾는 수많은 남성들과 여성들이 자신의 질병 때문에 낙인 찍힐까봐 두려워하는 이유이기도 한다. 딱지를 붙이는 것은 식품 포장에나 할 일이지 사람에게 할 게 못된다.

Q15 불안은 기억과 어떤 관련이 있나요?

많은 환자들이 자신의 외상 경험을 의식적 수준에서 기억하지 못한다. 이렇게 사건과 기억 간에 단절이 일어나는 것은 아동기 때 감당하기 힘든 외상을 경험한 것을 의식적으로 잊어버려서 가족에게 자세한 이야기를 들어야만 회상할 수 있는 경우 해당한다. 외상 경험은 또한 억압으로 이어져서 자신이 경험한 정기적인 학대나 방임을 기억하지 못할 수도 있다. 임상 장면에서는 불안이 인생 초기에 경험한 압도적인 경험을 기억하는 역할을 할 때가 종종 있다. 많은 환자들이 인생이 잘 풀리고 있을 때 공황발작을 경험하거나 불안감이 고조된다고 한다. 이러한 반응은 신체가 이전에 일이 잘 풀리고 있을 때 또는 굉장히 흥분되어 있을 때 나쁘다고 여겨지는 일이 실제로 일어났던 것을 기억하는 방식인 것으로 보인다. 프로이트가 히스테리 환자들(불안에서 야기되는 신체 증상을 호소하는 환자들)이 주로 지난 생각들을 다시 곱씹음으로 고통 받는다고 말한 것이 이런 현상과 연관있다. *반복, 기억, 훈습*(Repeating, Remembering, and Working Through)이라는 그의 논문에서 프로이트는 우리가 이전에 일어난 일을 기억하는 방식으로서 같은 양상을 반복한다고 제시했다. 이런 생각은 현대 신경과학이 우리에게 가르쳐주는 것과 절차 기억, 즉 더 이상 의식적인 생각이 필요 없는 흔한 행동들에 대한 기억에 대한 연구 결과와도 일치한다. 이 원리는 기념일 반응의 초기에 특정 의학적 증상이 나타나는 것을 설명할 수 있다.

안나 프로이트가 이야기한 실화가 생각난다. 안나 프로이트가 런던에서 제2차 세계 대전으로 난민이 된 어린이들을 위해 보육원을 운영할 당시, 육아실의 한 상담자가 3년 동안 정기적으로 한 소녀와 상담하였고 금요일마다는 도너츠를 주었다. 몇 년 후 이 상담자는 그녀의 행방을 추적해보았다. 그 상담자는 소녀를 잘 기억하고 있었고 그녀가 어떻게 지내고 있는지, 그리고 자신을 기억할지가 궁금하였다. 소녀는 도너츠를 받아들자 그녀가 기억나는 것 같다고 말하였다. 이 이야기는 우리의 의식적인 기억이 일상에서 들어오고 나가는 수많은 정보를 거르는 스크린으로 작용한다는 점에서 중요하다. 이와 비슷하게, 불안 증상의 본질을 자세히 다루는 것은 아동기의 중요한 기억을 이끌어 낼 수 있으며, 이것은 증상의 완화를 불러올 수 있다.

극심한 불안의 순간에, 외상 경험의 전부 또는 일부를 기억하지 못하는 기억상실증이 나타날 수 있다. 신경학적으로 그리고 심리학적으로 이러한 기억들에 자물쇠를 채워 가둬두는 것, 또는 아예 저장되지 못하도록 막는 것이 그 압도적인 순간을 재경험하는 것으로부터 우리를 보호하는 역할을 하는 것으로 보인다.

Q16 불안의 기원은 무엇인가요?

아는 바와 같이, 인류는 존재 순간부터 불안을 경험해 왔다. 불안(anxiety)이라는 단어의 어원이 독어로 'fear'를 뜻하는 angst이다. Panic이라는 단어는 그리스 신화에 나오는 비옥함과 밭의 신인 Pan에서 유래하는데, 이 신은 황무지를 여행하는 사람들의 마음에 강렬하고 비이성적인 무서움을 불어넣곤 했다. 우리의 불안 체계는 투쟁 도피 생존 체계에 내재한다. 불안에 대한 기록은 고대 아프리카 종족, 폴리네시아의 피그미족, 미국의 인디언족에게까지 거슬러 올라간다. 역사 속에서 불안은 흔히 나쁜 영이 몸에 씌웠거나 문화적 금기를 깼거나 영혼을 상실한 것으로 설명되어져 왔다. 각각의 이런 병을 치료하는 방법으로는 엑소시즘(나쁜 영을 없애는 것), 샤마니즘(치료자를 이용해서 잃어버린 영혼을 찾고 신체에게 돌려줌으로써 영혼을 소생시키는 것), 또는 문화적 금기를 깬 것을 고백하는 행위 등이 있었다. 20세기 초반에 프로이트는 기존의 이런 아이디어들에 자신의 이론들을 덧붙였고 Jean-Martin Charcot의 **최면** 기법을 사용했으며 **정신분석** 학파의 창시자가 되었다. 프로이트의 정신분석학은 현대 모든 심리치료의 기본적인 선구자 역할을 한다.

오늘날, 불안 이론은 신경생물학적인 것부터 사회학적, 심리학적인 것에 이르기까지 다양하다. 그리고 현대 사회의 많은 치료법들에 인류의 역사 동안 통용되어 온 원리들이 여전히 적용된다. 한 예로, 적절한 심리치료는 희망을 소생시키고, 사회적으로 자격이 주어진 치유자가 실시하며, 마음 이론을 사용하고, 치유자와 환자 간의 장기간에 걸친 정기적인 관계 맺음을 포함한다. 이런 기법들은 동굴 거주자들의 샤먼과 고대 그리스에서 불안을 경감하기 위한 도구로 극장, 성전, 철학을 사용했던 예로 거슬러 올라간다. 21세기에 사는 우리들은 이성 과학과 과학적 방법, 그리고 **정신약리학**을 도구로 사용해서 방대한 혜택을 얻었다. 하지만 우리가 불안을 탐색하기 위해 사용하는 수많은 기법들은 이미 인류 역사 상 시도되었으며 사실임이 판명된 바 있다.

최면(hypnosis) :
깊은 기억들과 느낌들이 표면으로 떠오르게 하기 위해 치료자가 환자를 몹시 이완된 상태로 유도하는 것.

정신분석(psychoanalysis) :
집중적인 심리치료의 한 형태로 대개 한 주에 4–5회기를 하며 내담자는 보통 분석가에게서 얼굴을 돌린 채 긴 의자에 누워 있음.

정신약물치료 (pychopharmacotherapy) :
정신 질환을 치료하기 위해 정신과 의사가 처방한 약물을 사용하는 것.

Q17 일반적으로 정신 질환, 특히 불안은 왜 그리 낙인이 찍혀 있나요?

불안으로 고통 받는 사람들은 다양한 정신적 문제들을 겪고 있는 사람들이 그러하듯 낙인 찍히는 것에 대한 두려움을 가지고 있다. 환자들은 흔히 자신의 불안을 더 잘 다루지 못하는 것에 대해 나약함을 느낀다. 마치 그들이 압도적인 순간에 자신의 불안을 의식적으로 통제할 수 있는 것처럼 말이다. 그들은 또한 혼자라는 것에 두려움을 느낄 수 있다. 또한 다른 사람들이 자신이 얼마나 힘들어하고, 공허하며, 도움을 필요로 하고, 당혹스럽고, 두렵고, 결함이 있다고 느끼는지 알게 된다면 더욱 고립감을 느끼게 될까봐 두려워한다. 어떤 환자들은 더 위협적인 장면을 두려워하기도 한다. 자신이 불안으로 고통 받는다는 것을 인정하면 가족에게서 쫓겨날까봐, 그리고 증상이 발병하면 자신의 가족 체계에서는 수치스럽고 자기 통제력을 상실한 것처럼 여겨지는 것을 인정하게 되는 것이 될까봐 두려워한다. 그들은 미쳐가는 게 아닌가, 혹은 불안보다 더 큰 어떤 질병, 예를 들면 가족 구성원이 이미 가지고 있는 장애 등을 겪게 되는 것이 아닌가 하고 두려움에 떨 수도 있다. 인간은 정서적 고통을 부끄러워하며 사랑하는 사람들에게서 거부당하는 것에 대한 두려움을 가지고 있다. 이러한 느낌들이 합쳐지면 자신의 증상을 숨기게 되고, 어떻게 해서라도 치료를 피하려 하게 되는 경우가 흔하다. 이런 행동의 비극은 우리가 다른 사람들과 관계 맺음으로써 얻는 치유로부터 스스로를 고립시키며, 현대 사회에서 사용 가능한 효과적이고 표준적인 치료법의 혜택으로부터도 멀어진다는 것이다.

만약 우리가 불안감이 얼마나 보편적인지, 그리고 자기 자신에게 솔직한 사람은 어느 정도 이런 내적 상태를 받아들인다는 것을 알게 된다면, 우리는 큰 안도감을 얻을 수 있다. 불안의 치료를 기꺼이 받아들이면 내적으로 더 큰 통합을 느끼게 될 것이다. 치료는 또한 안전한 방식으로 역기능적인 가족 체계에서 빠져 나오거나 가족 내 깊은 균열을 회복하도록 도와준다. 증상으로서 나타나는 불안은 마음이 특정 정신적 고뇌를 다루는데 어려움을 겪고 있다는 것을 상징한다. 유능한 치료는 이 어려움을 이해할 수 있게 해준다. 당신의 어려움에 대해 당신에게 낙인을 찍는 사람은 그 문제 중 일부를 자신이 다루는 것에 대해 불편감을 느끼고 있는 것일 수 있다.

■ 릭의 이야기 :

솔직히 나는 내가 내 자신에게 낙인 찍은 만큼 다른 사람들에 의해서는 낙인 찍히지 않았다. 그렇다고 해서 정신 질환을 진단받은 사람들이 다른 집단들이 극복해야 했던 편견과 오해에서 자유롭다는 뜻은 아니다. 우리는 그런 편견과 오해에서 자유롭지 않다. 자기 낙인이 가장 극복하기 어려운 것일 수 있는데 왜냐하면 자기 낙인은 너무나 다양한 감정을 수반하기 때문이다. 나는 나 혼자만 강박장애와 부분적으로 연관 있는 수치, 무가치감, 부적절감, 후회를 느끼는 것이 아니라고 확신한다. 이 책이 이야기하는 것에 따르면, 내 증상들을 비밀로 하고 다른 사람들에게서부터 고립시키는 것이 내 인생의 큰 부분을 차지했지만, 아무도 나에게 스스로를 고립시키거나 비밀을 간직하라고 말한 적이 없다는 사실은 놀랄만한 일이 아니다. 이게 바로 내가 스스로에게 씌운 낙인이다. 그러나 자기 낙인과 더불어 '싸이코', '스키조'와 같은–이렇게 둔감하고 편협한 어휘가 오래 전 사라졌음에도 불구하고–다른 부정적인 명칭들도 함께 따라오곤 한다. 어찌 되었든 자기 낙인이 최악이다.

Q18 진화론적인 관점에서 불안은 어떻게 유용한가요?

랜돌프 니스(Randolph Neese)박사와 조지 윌리암스(George Williams) 박사가 지은 *우리는 왜 병에 걸리는가?*(Why We Get Sick)이라는 책은 불안이 진화론적으로 더 큰 목적이 있는지에 대해 이야기한다. 이미 언급된 바와 같이, 불안 체계는 자신을 보호하기 위한 도피 투쟁 체계의 역할을 한다. 흥미로웠던 한 실험에서, 구피라는 작은 물고기들이 유리로 된 칸막이를 사이에 두고 큰 물고기 종류인 작은입우럭들과 함께 어항에 갇혀 있었다. 실험자들은 큰 물고기와 만났을 때의 반응에 근거해서 구피들을 세가지 종류로 구분하였다: 겁 많은 구피(숨는 반응), 보통 구피(헤엄쳐 멀어지는 반응), 대담한 구피(작은입우럭을 빤히 쳐다본 반응). 두 무리 사이에 있던 유리 칸막이를 들어 올리고 나서 60시간이 경과한 후, 겁많은 구피 집단의 40%가 생존해 있었으며, 보통 집단은 13%만이 살아 남았고, 대담한 집단 중에서는 한 마리도 살아 있지 않았다(살아남지 못한 구피들은 작은입우럭들에게 잡아 먹혔다). 이 실험은 불안이 어떻게 우리를 보호하는지 알려주는 수 많은 예들 중 한 가지이다. 마치 화재 알람이 100번의 오경보에도 불구하고 한번은 목숨을 구해주기 위해 고안된 것처럼 말이다. 이런 관점에서 볼 때 우리는 현대 사회의 어떤 것들에 대해서 충분히 두려워하지 않고 있는지도 모른다. 예를 들어 핵 방사선이나 화재 경보기 같은 것 말이다. 흔한 공포증(예: 집을 떠나는 것, 비행기 타는 것, 운전, 많은 사람들의 시선을 받는 것, 갇힌 공간에 갇히는 것)은 진화론적으로 보면 꽤 위태로운 상황(예: 무리를 떠나면 잡아 먹히는 것, 높은 장소에서의 추락, 포식자의 공격을 생각나게 하는 빠른 속도, 처벌받는 것, 동굴 안에 갇히는 것)에서 일어난다.

불안의 또 다른 동물학적 모델에서는, 어미 원숭이에게서 분리된 아기 원숭이들이 어미의 관심을 받기 위한 시도로서 급격히 불안해지고 안절부절 못하는 모습이 나타났다. 이 모델은 불안이 우리를 분리되는 것에서부터 막아주는 방법이라는 것을 이해하는데 도움을 준다. 이 예의 불안한 원숭이들은 스스로를 달래기 위해서뿐만이 아니라 어머니의 관심을 다시 받기 위해 노력한다. 이런 동물학적 모델들은 불안의 적응적인 목적을 설명해준다.

Q 19 불안의 대가는 무엇인가요?

이 질문은 경제적인 면과 인간적인 면 모두에서의 답을 요구한다. 미국이 해마다 불안의 치료를 위해 지출하는 돈은 수십억에 달하며, 불안은 모든 정신 긴강 문제 중 가징 대표직이고 가장 많이 치료받는 부분이다. 이 비용의 반 이상은 불안에서 야기되는 의학적 문제의 치료에 사용된다. 이 사실은 1차 진료 기관에서 일해본 사람들 대부분이 임상적 진리로 알고 있는 내용을 확인시켜 준다. 1차 진료의 상당 부분이 불안 및 불안과 관련된 장애를 치료하는데 초점을 맞추고 있으며, 환자 5명 중 1명은 불안 때문에 **벤조다이아제핀**(benzodiazepine)을 복용하고, 1차 진료 기관의 의사들이 미국에서 복용되는 **항우울제**/항불안제(antidepressant/antianxiety)의 80%를 처방한다는 사실 말이다. 불안 때문에 직장을 결근하는 날 수나 불안으로 인한 생산성의 저하나 손실, 폭력, 알코올 남용, 약물 남용, 음주 운전의 빈도, 그리고 이와 관련된 상해나 사망까지 더하게 되면 미국 내 불안이 가져오는 실제 손실은 어마어마하다.

> ***벤조다이아제핀(benzodiazepine) :*** 불안감을 치료하기 위해 사용되는 약물의 한 종류.
>
> ***항우울제(antidepressant) :*** 우울증 뿐 아니라 다양한 불안 증상도 치료하기 위해 사용되는 정신과적 약물.

그러나 이런 경제적인 손실은 인간적인 면에서 불안이 야기하는 고통과는 비교할 수 없다. 불안은 보통 평생 겪게 되며 그 대가는 막대하다. 불안은 너무 오랫동안 질질 끄는 못된 특성이 있으며 사람들이 적절한 치료를 받지 못하게 한다. 자녀를 잃거나 상산을 당하거나 아동기에 성적, 신체적, 정서적 학대를 받았거나, 전쟁터에서 싸우다가 동료가 산산조각나는 것을 목격한 참전 퇴역 군인이나, 부모 중 한 사람이 다른 한 사람을 정기적으로 때리는 것을 목격한 아동을 생각해보라. 이런 경험이 일어난 후에 그 사람의 세계에서는 더 이상 안전감을 느끼지 못할 수 있고 평생 정서적이고 불안한 기억이 남을 수 있다. 이런 경험들은 다른 사람들과 친밀감을 맺고 내면의 고결성을 느끼고 선택의 자유를 실현하는 인간의 능력을 방해할 수 있기 때문에 그 결과는 거대하다고 하겠다.

제 2 부

불안의 여러 측면

- 수행 불안이란 무엇인가요?
- 무엇이 공황발작을 일으키나요?
- 불안 때문에 밤을 샐 수도 있나요?

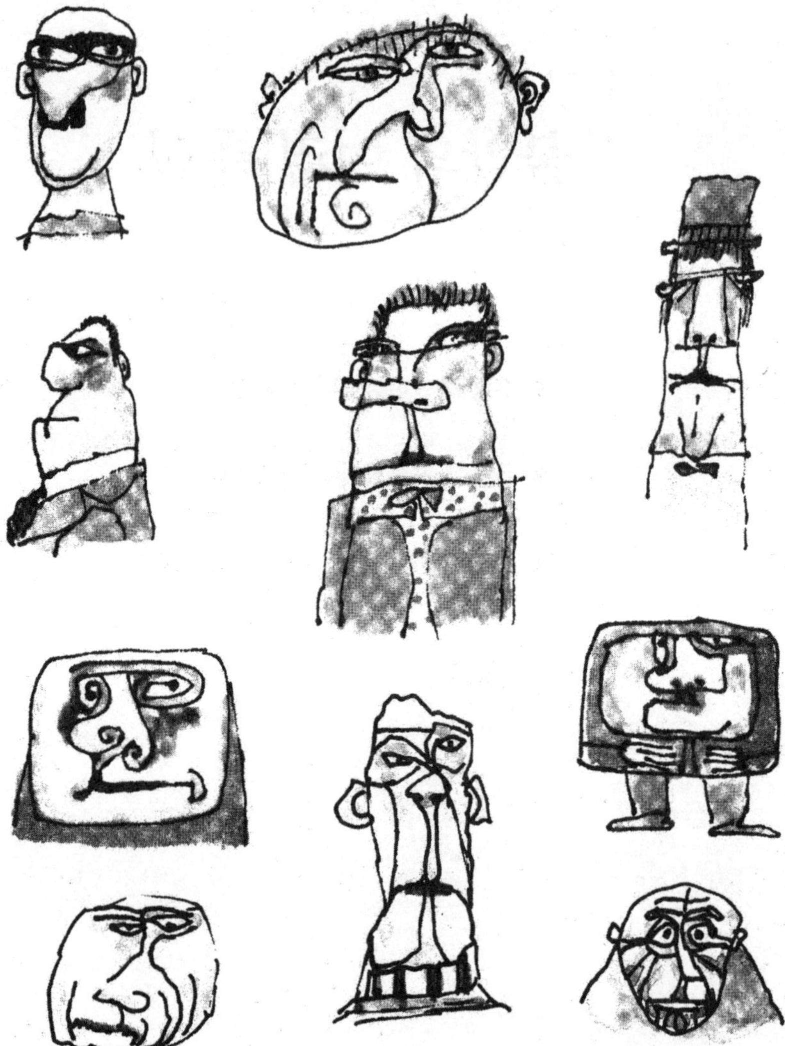

Q20 수행 불안이란 무엇인가요?

우리는 누구나 시험을 칠 때, 대중 앞에서 연설을 할 때, 또는 무대 위에서 연기를 할 때 수행 불안을 경험하곤 한다. 환자들의 경우 땀흘림, 메스꺼움, 끔찍한 일이 일어날 것만 같은 느낌을 주는 가슴 두근거림부터 자신이 진행하고 있는 일의 결과에 대한 고조된 긴장감까지의 다양한 신체적, 심리적 증상들을 호소한다. 수행 불안은 자신이 가장 좋아하는 악기를 연주하거나 관심있는 주제에 대해 이야기하는 것과 같이 자신이 정말로 즐겨하는 행동 중에도 나타날 수 있는데, 이런 경우 외상 경험이 있었을 가능성이 높다. 예를 들어서, 어렸을 적 연주 준비를 위해 연습하면서 소음을 너무 많이 내는 것에 대해 부모가 고함을 지르고 때렸다면, 아이는 위협감과 두려움을 느꼈을 것이다. 이런 기억을 떠올리기까지는 누구나 시간이 걸리기 때문에, 좀 더 즉각적으로 증상을 조절하기 위해 약물을 사용하면서 증상이 느닷없이 나타난 것이 아니라는 점을 환자가 이해하도록 도와준다면 더 큰 통제감을 느끼게 해줄 수 있다. 방금 나왔던 예에 적용해보면, 이러한 이해는 이제 성인이 된 환자에게 앞으로 있을 연주는 저항할 수 없는 두려움에 대해 실제로 통제력이 없었던 아동기 때의 피할 수 없는 처벌의 시간이 아니라는 것을 깨닫게 해준다.

환자들은 수행 불안과 관련된 또 다른 종류의 기억에 대해 이야기하곤 하는데, 그것은 바로 가족들의 사랑을 잃어버리는 것에 대한 두려움이다. 가족들의 사랑이 자신의 행위에 달려 있다고 생각하며 불안해 하기 때문에, 시험 또는 다른 행위가 자신이 알고 있는 지식이나 발표 내용을 전달하는 과정이 아니고, 자신이 사랑 받을만한 가치가 있는 사람인가에 대한 평가가 되어 버린다. 이렇게 되면 자신의 가치가 자기감에 의한 것이 아니라 자신의 행위에 따라 결정된다는 생각이 들면서 분노와 상처를 받을 수 있다. 만약 부모가 비판적인 수준을 넘어 행위가 완벽하지 않을 때 그리고 심지어 행위가 완벽할 때조차(표면상 매우 사소한 일을 가지고) 아이를 때리기까지 한다면 상황은 더 복잡해진다. 이 안타까운 관련성은 아이를 이중 구속에 놓이게 한다. 성공하지 않아도 비난 받았고, 성공해도 비난 받았다. 이상의 모든 예들은 아이를 길러주는 손이 어떻게 간간이 그 아이를 구타하는 손으로 바뀌게 되는지를 보여준다. 이런 방식으로 일어나는 강화는–라스베가스의 도박에 빠진 사람들이 '주님, 비기게 해주세요'라고 기도하면서 자신의 전 재산을 날려버리는 원칙과 동일하게–아동들이 학대적인 관계 속에 남아서 절망적으로 사랑을 구하도록 만들어 버린다.

성공에 대한 해석은 따라서 복잡한 일이 되어 버린다. 최근 자기 분야에서 우두머리가 된 사람은 유능하고 힘이 있으며, 자신의 부모에게서 독립할 수 있는 것인가? 아니면, 자신 스스로를 매 맞을 위기에 처하게 만든 것인가? 이 사람은 한편으로는 자랑스럽지만 한편으로는 새로 발병하는 분노나 공황발작을 경험하면서 더욱 불안한 증상을 보일 수 있다. 이런 사람은 치료받는 것을 거부하고, 수행 불안의 증상을 견디고 살면서, 더 공격적이고 과격하고 폭력적이며 파괴적인 느낌에 의해 행동하지 못하도록 스스로를 억제하는 것을 사회적 장면에서 또는 심리적으로 더 편하게 받아들일 수 있다.

■릭의 이야기:

나는 가끔씩 직장에서, 더 흔하게는 개인적인 삶 속에서, 불안의 이유 때문에 즐거운 것일지라도 일을 미루곤 한다. 그래서 완성되지 못한 과제들은 처음에는 소량일지 몰라도 점차 쌓여서 급박한 시간이 다가오곤 한다(마치 납기일이

지난 고지서가 통보되어 오듯이, 또는 수도 꼭지가 새는 것을 고치지 않고 그냥 놔둘 때처럼). 그러면 내가 애초에 했었어야 하는 일에 대한 불안이 더 심해지면서 그 과제가 갑자기 거대하고 위협적인 것으로 엄습해 온다. 불안 장애 환자들 중 나 혼자만 이런 것을 겪는 것은 아닐 것이라고 확신한다! 여러분 중 어떤 사람은 나의 이야기가 친숙하게 들릴 것이다. 난 이런 양상을 지연 행동이라고 생각하는데, 그보다 좀 더 복잡하기도 하다. 나는 완벽주의적 성향이 있다(그렇다고 내가 완벽하게 일을 처리한다는 뜻이 아니다. 단지 완벽하게 해야 한다고 스스로 생각한다는 뜻이다). 나는 일을 시작할 때 정확히 해내지 못할 것에 대해 걱정하며, 그리고 나서는 내 자신이 싫어진다. 이런 양상은 일이 새로운 것이거나 혹은 내 장점을 필요로 하는 게 아닐 경우에 더 자주 일어난다. 하지만 앞에서 말했듯이, 마침내 이걸 극복해내어 일을 마칠 때는 진정한 성취감을 느낀다.

Q21 무엇이 공황발작을 일으키나요?

제 3자의 입장에서는 보면 공황발작이 일어나도록 스스로 선택한다는 말은 터무니 없게 들린다. 공황발작이 그렇게 불쾌하고 불편한 경험인데 왜 스스로 고통 받기로 선택하겠는가? 하지만 환자가 공황발작을 선택하는 것에 대해 자세하게 이해하는 것은 회복으로의 방법을 제시하기 때문에 매우 유용하다. 이것은 주로 무의식적인 선택이기 때문에 환자들도 자신이 왜 이런 선택을 하는지 알지 못한다. 어느 누가 자신을 잡아 삼킬 듯한 경험이 무의식적인 자기 선택에 의해 일어난다고 믿겠는가? 그렇지만 불안 장애 환자들을 치료하다 보면, 그 사람의 마음 속의 공황발작의 시기는 반드시 그 사람이 그 시점에서 무엇을 느끼고 무엇을 하고 있는지와 연관이 있다는 점이 반복하여 나타난다. 환자들 중 많은 사람들이 결국은 자신의 공황발작이 스스로를 끔찍한 고통 속에 가두는 방법이라고 고백한다. 한 예로, 약혼녀와 함께 여행을 떠나는 것에 대해 들떠있던 한 환자는–이것은 인생의 한 출발 시기이기도 하지만 처음으로 가족을 떠나는 때이기도 하다–기내에서 공황발작을 일으킴으로써 현재 여행에서 누리는 기쁨에서부터 스스로를 차단시킬 수 있다(그리고 알코올 중독이면서 화만 잔뜩 내곤 했던 아버지 밑에서 자란 학대적인 가정 환경으로 자신을 다시 연결시키는 것이다). 이런 현상은 '재소자는 자신의 수갑을 사랑하게 된다'라는 속담을 상기시킨다. 실제로 이 속담은 재소자들이 출소 후 왜 재범을 저지르는지를 설명해 줄 수 있다. 그들은 민간인의 삶에서 주어지는 자유를 어떻게 다룰지 모르며 자신에게 친숙한 구속이라는 환경 속에서 더 잘 기능한다고 말한다. 마냥 무슨 일이 일어날지 기다리는 것보다–그래서 매우 좋은 기분을 느끼다가 운명의 장난에 의해 무방비 상태에서 그대로 공격 당하는 것보다–스스로 공황발작을 선택하여 재앙을 창출함으로써 정신적으로는 더 큰 통제감을 느끼기를 선택하는 것이다. 이렇게 하는 것이 반드시 일어날 것이라고 믿겨지는 것이 자신 몰래 나타나는 것보다는 낫게 느껴지는 것이다.

Q22 불안 때문에 밤을 샐 수도 있나요?

불면증은 불안 괴물 중 하나이다. 잠을 못자면 지치고, 피곤하고, 절망스러운 느낌이 든다. 잠이 들 수 있게 도와주는 것은 즉각적이면서 헤아릴 수 없는 깊은 위안을 가져다 준다. 불안 때문에 나타나는 불면은 양이 몇 마리 있는지 세어 본다고 해서 해결되는 수준이 아니다. 환자들은 몇 시간씩 생각에 잠기고, 밤을 꼬박 새며 천장을 쳐다보거나 몇 시간씩 책을 읽어도 잠들지 못할 수 있다. 또한 표준적인 수면 위생 방법에 실패하고, 불안을 억누르기 위해 먼 거리를 걷기도 하지만 정작 야밤 중에 헤매고 다니는 잃어버린

> ***불면증(insomnia) :***
> 밤에 잠들기가 힘들거나 잠들 수가 없는 것.

영혼이 되기 쉽상이다. 어떤 환자들은 깨어 있음으로써 주변에 대한 경계를 늦추지 않기 위해 잠들지 못하는 경우도 있다. 성추행이나 성폭행을 당한 여성들, 강도를 당한 사람들, 이 외 다른 종류의 폭력 사건의 피해자들은 사건 이후 몇 주에서 몇 달 동안 잠 못 이루는 밤들을 지새우기도 한다. 또한 관계, 직업, 건강 등에 있어 갑작스러운 상실 경험은 심한 불면증을 불러올 수 있다. 불안으로 인한 악몽도 편한 잠을 망쳐버릴 수 있다. 예를 들어 어떤 사람은 매우 피곤하다고 하지만 침대에 들어서도 잠을 자지 못하는 것이다. 한 가시 중요한 점은 주요 우울증, 경조증/조증, 물질 남용 등의 불면증의 다른 이유를 배제하는 것이다. 인생에서 일어난 일들에 대한 당혹감은 밤새도록 잠을 자지 못하게 할 수 있으며, 이로 인한 불면증은 사람들이 의학적인 진료를 받게 한다.

■ **릭의 이야기:**

나는 강박장애가 있기 때문에 침대에 들 때는 나를 신경 쓰게 만들거나 슬프게 하거나 화나게 만들 여지가 있는 그 날의 해결되지 않은 일들, 장기적인 염려, 또는 과거의 문제들(어떤 때는 20년 전의 일들)에 대해 생각하지 않도록 주의해야 한다. 이런 생각들을 곱씹으면서 몇 시간 동안 생각하고 또 생각할 수 있다. 어떤 때는 밤의 수면 시간 중 반을 한숨도 자지 못한 채 생각하면서 보내기도 한다. 잠이 든 후에도 내 머리 속에 떠올라 몇 시간째 없어지지 않는 생각이나 노래 때문에 깨는 일도 흔하다.(그 노래가 만약 Barry Manilow가 부른 Copacabana 이면 내 하루는 날라간거다!) 강박장애는 물론 낮에도 쉴 줄 모르기 때문에 나는 낮 시간에도 가능한 한 반추하지 않도록 조심해야 한다.

Q23 불안이 내 꿈의 내용을 바꿀 수도 있나요?

반복해서 꾸는 꿈은 그 사람의 불안과 관련이 있는 경우가 흔하며, 악몽은 반드시 관련이 있다. 내가 가장 흔히 듣는 꿈의 내용은 해일에 관한 것인데, 이것은 감정의 파도에 휩싸이거나 감정의 바다에 빠져 허우적대는 것으로 해석할 수 있다. 꿈의 의미는 개인마다 다르게 해석할 수 있으나, 흔히 반복적으로 꾸는 꿈의 내용이라고 보고되는 것에는 칼든 사람에게 쫓기는 것, 강간당하는 것, 높은 곳에서 떨어지는 것 등이 있다. 반대로, 불안을 치료받으면서는, 꿈의 내용이 달라지기도 한다. 견고한 땅에 서 있거나 세상에서 더 안전하고 덜 외롭게 느끼는 내용을 꾸게 되기도 한다.

Q24 감성 지능은 무엇이며 불안과는 어떤 관련이 있나요?

감성지능(Emotional Intelligence)이라는 책으로 잘 알려진 하버드 대학교의 대니얼 골먼(Daniel Goleman) 교수는 정서적 건강의 기본 원칙을 설명한다. Goleman 등은 불안을 신체의 일차적 정서 중의 하나로 간주하며, 정서적 건강을 정의할 때 불안을 건강한 방식으로 관리하는 것을 포함시킨다. 그의 주장에 의하면, 더 건강할수록 당면한 상황에 더 적합한 불안을 보인다. Goleman은 '적절한 이유로 적절한 시기에 적절한 대상에게 적절한 정도 화나는 것이 이상적'이라는 아리스토텔레스의 말을 언급한다. 직장에서 있었던 사건에 대해 불안감을 느끼고 자신의 상사에게 화가 나서 퇴근한 사람이 애완견을 대신 발로 걷어차는 것은 정서를 적절히 조절하지 못하는 것의 전형적인 예이다.

직장 동료의 이상한 습관 때문에 계속 초조한 사람, 그 날 아침에 들은 상사의 말을 통제할 수 없어서 걱정하는 사람 등 다른 예들도 많이 있다. 이루어질 수 없는 고객과의 사랑에 대해 판타지를 갖는 사람도 비효율적인 정서 체계를 보여준다. 이런 상황에서의 불안은 그 사람이 얼마나 과잉반응하느냐에 대한 유용한 측정 도구가 될 수 있다. 환자들이 흔히 보고하기로는, 이런 불안은 마치 그 상황에 특정 방식으로 반응하기를 요구하는 괴물, 독재자처럼 느껴진다고 한다. 하지만 이런 방법은 현 상황에는 적절하지 않는 것이다. 이런 불안으로 극심히 고통 받고 있는 사람들은 자신의 불안을 조금 더 상황에 맞게 맞출 수만 있다면 마음이 훨씬 더 가벼워질 것이라고 말한다. 감성 지능이 높을수록, 불안은 그 당시 상황적 분위기에 더 적합한 수준으로 나타난다.

■ 릭의 이야기:

정서적인 면에서, 나는 아리스토텔레스가 말한 '적절한 이유로 적절한 시기에 적절한 대상에게 적절한 정도 화나는 것이 이상적'이라는 것에 대한 완벽한 본보기이다.(과연 그럴까?) 실제로, 나는 특히 불안과 스트레스가 많은 때에 과거에 있었던 언쟁과 분노를 기억 속에서 끄집어 내곤 한다. 내 인생과 더 이상 상관이 없어진지 오래되고(어떤 때는 오래 전 학교 친구들이나 좋아했던 사람들까지) 현재 내 인생에 아무런 의미도 없는 사람들에 대해 생각한다. 내가 계속 생각하게 되는 옛날의 언쟁이나 문제와 관련된 사람(보통 그 사람은 가족이다)을 만나게 되면, 나는 내 생각 속에서 느꼈던 것처럼 화가 결코 나지 않는다. 적어도 나에게는 마치 현실과 과거의 문제가 두 개의 전혀 다른 공간에 존재하는 것 같다. 이런 생각들이 실제로는 내가 원하지 않는데도 억지로 끼어든 것이 아닌 때도 있다. 오히려 내가 그 생각들을 청하는 것이다! 내가 아직까지는 알아내지 못한 이유로 인해, 나는 내 자신 또는 내 인생이 마음에 들지 않을 때 고의적으로 이런 과거의 상처에 대해 곰곰이 생각하기도 한다. 그러면 잔인한 기쁨을 느끼는데, 이게 결코 나에게 좋을 수 없다는 것을 안다. 내가 부정적인 사고를 떠나 보낼 준비가 되었을 때 이 문제도 극복될 수 있을 것이다.

Q 25 *자기 위안은 무엇이며 이것이 어떻게 불안을 경감시킬 수 있나요?*

우리는 불안을 가라 앉히기 위해 어떤 행동이든지 하게 되는데, 이런 행동들을 보고 자기 위안이라고 한다. 일부 자기 위안 행동들은 다른 행동들보다 더 전략적인 기능이 있다. 어떤 사람들은 불안할 때 스스로를 달래기 위해 운동을 하거나 요리를 하거나 명상을 하거나 따뜻한 물에 목욕을 하거나 숙면을 취하거나 오랜 친구에게 연락을 한다. 어떤 사람들은 쇼핑을 가서 돈을 펑펑 써버리거나 과식하거나 과도한 음주를 하거나 강박적으로 자위행동을 하거나 가게 물건을 훔치기도 한다. 이런 행동들은 더 깊은 수준의 불안을 안정시키기 위한 노력에 그 뿌리가 있는 것으로 보인다. 불안의 이런 본질을 이해한다면 특정 종류의 자기 위안 행동을 선택하는 이유에 대해 더 잘 이해할 수 있고, 이를 더 건강한 적응 양식으로 바꿀 수 있다. 쇼핑을 가서 돈을 쓰는 것은 자신이 가치 없고 못생겼다고 느끼는 사람에게 가치 있고 화려하다는 느낌을 줄 수 있다. 과식 행동은 공허감을 줄여주고 아동기의 양육자에게 공급 받는다는 느낌을 줄 수 있다. 음주는 오래 전 사랑과의 일시적 재회를 허락해준다. 자위 행위는 버림받을 것 같은, 또는 왜소하다는 느낌을 막아준다. 가게 물건을 훔치는 것은 자신이 너무 많은 것을 바라고 탐욕스러운 것에 대해 합당하다고 느끼는 처벌과 굴욕을 얻으려는 시도일 수 있다.

■릭의 이야기 :

나 자신을 위안하기 위해 내가 사용하는 생산적인 행동들과 자기파괴적인 행동들 모두는 내 불안을 적어도 일시적으로는 경감시켜 준다. 하지만 그 두 가지 종류의 행동의 차이점은 보람 있는 활동을 하는 것과 같은 긍정적인 행동의 경우 불안이 계속 낮은 수준으로 유지되지만, 과식과 같이 해로운 행동을 하면

그 행동을 하는 동안에만 효과가 있고 행동이 끝난 후에는 그전보다도 더욱 불안해진다는 것이다. 회복 중에 있는 알코올 중독자들은 문제가 있어서 술을 마시면, 그 다음에 다른 문제 하나가 더 생긴다고 말한다. 내가 가장 좋아하는 불안에 대한 약은 음식인데, 그 결과는 알코올 중독자의 경우와 거의 똑같다고 증언할 수 있다. 한 문제에 또 다른 문제가 더해지는 것이다! 불안 수준을 줄이기 위해 내가 선택하는 그리 바람직하지 않은 것들에 나는 '자기-약물 처방'이라는 말을 붙이지만 '자기 위안'이라는 말도 의미가 꽤 잘 전달되는 것 같다. 자기 위안이 내가 불안을 물리치기 위해 하는 긍정적인 방법에도 적용된다는 것이 마음에 든다. 내 사전에 그 단어를 추가해야 겠다.

Q26 죄책감과 수치심은 어떻게 불안의 한 요소인가요?

수치심 및 **죄책감**은 불안과 항상 함께 붙어 다닌다. 이 감정들은 사람의 성장에 있어서 오래되고 원시적인 길잡이가 되는 별들이다. 일반적으로 죄책감이 수치심보다는 더 진화된 감정이라고 본다. 죄책감은 법이나 규율을 어겼기 때문에 벌을 받아야 된다는 느낌이다. 프로이트는 아동기에 경험한 죄책감이 **초자아**, 즉 우리가 기본적인 욕구에 따라 행동하지 못하게 하는 마음의 검열관이라고 하였다. 프로이트는 또한 이 초자아 때문에 인간의 문명이 지속될 수 있다고 믿었다. 죄책감을 느끼는 사람은 스스로 지각하는 죄책감으로 인한 불안감을 덜어내기 위한 수단으로써 고백을 하는 경우가 흔하다. 죄책감으로 인한 불안은 예상 가능한 것이다. 의식적인 죄책감은 수치심이 그렇듯이 자기감을 뒤흔들지 않는다. 허락보다는 용서를 구하는 것이 더 쉽다고 농담처럼 말할 수도 있다. 무의식적인 죄책감-자신의 행동 때문에 고

> ***수치심(shame) :***
> 부끄럽거나 굴욕적인 생각이나 행동이 발견되는 것에 대한 느낌.
>
> ***죄책감(guilt) :***
> 자신이 무언가 잘못했다는 느낌.
>
> ***초자아(superego) :***
> "의식"이라고도 알려져 있음. 프로이트가 처음 제시한 마음의 이론적 세가지 부분 중 하나로, 개인의 내면에 있는 도덕적 나침반.

통받아야 한다는 느낌, 특히 자신은 성공할 자격이 없다는 생각 때문에 성공한 것에 대해 고통받아야 한다는-은 스스로 처벌받을만한 상황을 만들고 그 후 자신이 한 거짓말, 도둑질, 사기 등이 가져올 결과에 대해 현실적인 걱정을 하기 때문에 삶에 파괴적인 영향을 미칠 수 있다. 수치심은 훨씬 더 깊은 수준에서 작용한다. 더 원시적인 감정인 수치심은 깊은 수준의 굴욕감과 수치심, 불완전한 느낌을 가져온다. 사람들은 자신이 가장 부끄러워하는 것은 숨기기 마련이다. 따라서 죄책감으로 고통받는 사람들은 자신의 마음의 짐을 덜기 위해 고백을 하려고 치료를 받지만, 수치심으로 고통받는 사람들은 자신의 불안감을 깊숙이 숨기려 하는 경향이 있다. 창피하다고 여겨지는 생각과 느낌을 감추고 싶어하는 이유의 기저를 찾는 것이 심리치료에 핵심적인데, 이 정신적 구속을 푸는 것이 증상이 지우는 짐에서의 해방을 가져다 주기 때문이다.

불안감, 죄책감, 창피함은 본질적으로 성적이거나 공격적인 것에서 나오는 경우가 많다. 사회적으로 용납되지 않는 성적 충동이나 환상은 죄책감, 부끄러움, 위험한 느낌을 가져온다. 마찬가지로, 적대적이고 공격적인 갈망을 느끼는 것도 참을 수 없게 느껴질 수 있다. 이런 욕구가 있지만 그것에 대해 편하게 느끼지 않는 것-그것에 대해 말하는 것은 말할 것도 없고-에 대한 불안감은 우리의 마음이 이 궁지를 다루거나 다루지 않도록 만든다. 한 예로, 손을 강박적으로 씻기 시작한 환자는 순전히 여성의 성기 때문에 한 여자를 쫓아다니는 것에 대해 스스로가 더럽다고 느낄 수 있다. 그는 처벌받아야 된다는 느낌 때문에 손을 씻는 것이다. 공황발작이 일어나 급성 가슴 통증으로 응급실에 온 한 여성은 면담 도중 혼외 정사를 시작한 사실을 밝힐 수도 있다. 어린 나이에 남자 친척과 성적으로 관계를 맺은 한 소년은 확실히 하기 위한 강박적인 증상이 나타날 수도 있다. 게다가 강한 성적 욕망뿐 아니라 그 성적 욕망이 남성에 대한 것이라는 비밀이 알려질까봐 두려워하며 자신의 성적 비밀을 숨겨야 한다고 느낄 수 있다.

■ **릭의 이야기 :**

내가 느끼는 죄책감과 수치심만큼만 내 야구 실력이 뛰어났다면 난 양키팀의 3루에서 뛰고 있었을 것이다! 내 생각에 나의 불안, 즉 강박장애는 통제에 관한 것이다. 난 통제감을 유지하거나 유지하려고 노력하기 위해서 내 사고와 의식을 사용하는 동시에, 내가 행하는 그 의식과 사고, 행동에 의해 통제받는다고 느낀다. 통제감에 대한 이 욕구는 죄책감과 수치심에 근거한 것이 분명하며, 내 강박장애의 본질은 내가 그 죄책감, 그리고 죄책감이 들게 한 것들을 반복하여 재생하고 재경험한다는 것이다. 이런 느낌들이 나를 사로잡을 때, 그 느낌은 내가 스스로를 바라보는 방식의 전부가 되고 이것은 수치심을 불러 일으킨다.

나는 내 스스로에게 무엇을 유죄라고 선언했는가? 성인기의 많은 부분을 은둔자로서 사람들과 어울릴 만한 가치가 없는 것처럼 느끼면서 보낸 것이다. 한 예로, 인생의 한 시점에서는, 친구들과 만날 약속을 잡으면 항상 아파서 모임에 나갈 수가 없게 되곤 했다. 이런 반복되는 양상은 결국 모든 친구를 잃게 만들었다. 또 법대 1학년 때 학교를 떠나서 다시는 돌아가지 않았다. 이런 행동들-가정을 이루거나, 가정 속에 속해 있거나, 수년간 무직이었던 것-의 결과는 내게 수치심을 가져왔고 얄궂게도 애초에 문제가 되었던 느낌과 행동을 증가시켰다. 나는 이것이 무슨 목적이 있는지, 어떤 역할을 하는지 알지 못한다. 그렇지만 한 가지 확실한 점은 친어머니께서 내가 매우 어렸을 때 병으로 돌아가신 것이 내 죄책감의, 또한 내 강박장애와 불안의 상당 부분을 차지하고 있다는 것이다. 어머니는 나를 사랑하셨고 나에게 가장 좋은 것만을 바라셨을 것이기 때문에 이건 매우 안타까운 일이다. 결국 이런 악순환이 되풀이되는 것인가? 그렇다. 이것이 내가 희망을 잃고 포기하게 만들었는가? 아니다.

Q27 내가 속한 문화가 내가 느끼는 불안에 어떻게 영향을 미칠 수 있나요?

유기체가 생태적 지위에 항상 반응하는 것처럼, 한 개인의 불안 증상이 나타나는 방식은 문화에 의해 영향을 받는다. 문화의 역사 기록에 의하면 수천년 전부터 불안을 표현할 수 있기 위한 사회적으로 용납되는 공통적인 수단이 용인되어 왔다. 이 역동을 이해하기 위한 개념으로 증상 풀(pool)이 있다. 즉, 어떤 문화든지 간에 용납될 수 있는 방식으로 불안을 배출시기 위한 다양한 증상들이 있는 것이다. 아이티나 부두교의 다른 문화권에서는 불안을 경험하는 사람이 특정 뿌리의 마법에 걸렸다고 믿는다. 푸에르토리코의 아타크(ataque de nervios)도 잘 알려져 있고, 아시아에서는 아모크(사회적으로 철수되어 고민한 후에 나타나는 폭발적인 난폭성)과 코로(흔히 성관계 이후 나타나는 성기 수축에 대한 두려움)라는 것이 잘 알려져 있다. 현대 사회 미국에서 불안을 경험하는 여성은 여러 증상들 중 섭식 장애를 불안의 배출 수단으로 선택하곤 한다. 풍자 만화에서 그려지는 뉴욕 사람들은 신경과민해져서 정신분석가의 긴 의자에 누워있는 모습으로 묘사되곤 한다. 또한 여러 문화들은 알코올과 마리화나의 사용을 허락하고 금하는 정도에서 차이가 난다.

문화는 불안이 낙인찍히는 방식에도 영향을 미친다. 예를 들어 인도나 아시아 문화에서는 불안을 경험하는 것을 나약함과 동일시하는 경향이 있다. 가족들은 정신 질환의 가족 내력을 몇 세대째 비밀에 부치곤 한다. 정신 병동 입원, 자살 시도 경험, 가정 폭력, 약물 중독은 어떤 문화든지 간에 가족 구성원들에게 낙인을 찍는 효과가 있다. 나약함을 드러내는 것에 대한 두려움은 침묵의 음모가 지속되게 한다. 고립되어서 자신의 불안 증상을 숨기고 스스로를 고문하는 부모 밑에서 자란 자녀들은 자신은 결코 그렇게 되지 말아야겠다고 맹세하지만 성장하여 똑같이 엄격한 부모가 될 수 있다.

마지막으로, 문화에 따라서 철학적 구조에도 차이가 난다. 서양에서는 500년 이상 마음을 몸과 구별된 것으로 간주해 왔다. 몸과 마음을 서로 분리될 수 없는 개체로 보기 시작한 것은 최근의 일이다. 서양에서는 문제를 **병태생리**와 관련지어 생각하고, 엄격한 통계 분석을 통해 연구함으로써 주장을 입증하는 것을 좋아하는데, 이런 경우 방대한 자료를 함께 섞어버리곤 한다. 동양에서는, 몸과 마음을 서로 떨어뜨려 생각하는 경우가 없다. 생명력을 뜻하는 기(氣)는 건강을 정의한다. 최근에 들어서야 엄격한 통계적 방법론을 거치고 있는 동양의 전통적인 치유법들은 서양 기법들과 조화롭게 공존한다. 아시아 문화에서는 마음이 한 인간의 삶의 크기를 형성하는데 깊숙한 영향력을 행세한다고 생각한다.

> ***병태생리(pathophysiology)*** **:** 몸 안에서 질병이 진행하고 질병이 정상적 구조와 기능을 변화시키는 방식에 대한 기제.

28 *불안이 성격에 어떻게 영향을 미칠 수 있나요?*

불안을 장애로 간주하면(예: "그는 공황장애가 있어", "그는 강박장애 환자야") 불안이 성격에 미치는 영향을 간과하기 쉽다. 이런 종류의 불안은 우리가 생존하기 위해 취하는 입장에 더 가깝다. 예를 들어, 자기중심적이고 자신이 권리가 있다고 생각하는(자기애적인) 사람은 관심이 자기에게서 떠나가버리면 불안해지기 때문에, 전략적으로 자신을 행동의 중심에 위치시킨다. 그는 자신의 특별함을 확인하기 위해서 뽐내며, 다른 사람들과 관계를 맺거나 다른 사람들에 귀 기울이는 것에는 관심 없이 단지 어떻게 하면 다른 사람들을 자신의 출세를 위해 사용할까에만 관심을 가진다. 그렇게 함으로써 버림받는 것에 대한 두려움과 자신이 작고 중요하지 않은 사람처럼 느껴지는 것에 대한 불안감을 줄이는 것이다. 분리에 대해 강렬한 불안감을 겪는(경계선 인격장애) 사람들은 혼자 있는 것을 두려워한다. 연인 관계에서는 한 사람이 관계를 끝내려고 하면 다른 사람이 스스로에게 해를 입힘으로써 혼자 남겨지는 것에 대하여 상대방을 위협하는 일이 종종 일어난다. 이런 행동은 그 커플을 단단히 연결시켜서 버림받는 것에 대한 두려움을 피하게 해준다. 도둑질 하는 사람은 무가치감의 깊은 늪에 빠지는 느낌을 피하기 위해 물건을 훔칠 수 있다. 이런 불안은 값이 얼마되지 않는 사소한 물건들을 훔치는 사람들에게서 특징적으로 나타나는데, 결국 스스로에게 자신은 그 정도의 가치 밖에 안 된다는 것을 보여주는 행동을 하는 것이다. 좀 더 화려하고 다른 사람들의 관심을 구하는 특징(히스테리성 인격장애)이 있는 사람들은 잊혀지는 것, 그래서 사랑받지 못한다고 느껴지는 것을 몹시 두려워한다. 그런 사람들이 내보이는 잊혀지지 않는 행동들은 사랑받지는 못하더라도 적어도 다른 사람들의 기억 속에 남게 만드는 것이다. 강박장애가 있는 사람은 자신이 더럽거나 나쁘다고 느끼기 때문에 이런 느낌들을 없애기 위해 정확히 계산된 행동들을 할 수 있다. 손을 씻는 것은 더러운 느낌을 없애고, 가스 불이나 잠금 장치를 끊임 없이 확인하는 것은 폭발할 것만 같은 분노를 없앨 수 있다. 사회적 상황을 회피하는 사람들은 자신이 거부당할 것이라고 생각해서 공적인 행사에 참여하지 않기도 한다.

Q29 저는 부적절함이 두려워요

알프레드 아들러(Alfred Adler)가 "열등감 컴플렉스"라고 부른 잘 알려진 부적절함에 대한 두려움은 사람들의 행동과 불안의 많은 부분을 특징짓는다. 이 두려움은 흔히 키가 작다고, 아이같다고, 불충분하다고, 충분히 남성스럽지 않다고, 또는 충분히 여성스럽지 않다고 느끼거나, 이 외 다른 기본적인 부분에서 결함이 있는 것처럼 느끼는 방식으로 나타난다. 부적절함에 대한 두려움은 부적절함과는 다르다. 가장 재능 있고 성공한 사람들조차 마음 속의 이런 두려움 때문에 의욕적으로 행동하는 경우가 많다. 자신을 불완전하다고 지각하는 것은 아동기 때 자신이 잘 해야지만 자신이 사랑스럽다고 느끼게 만든 부모의 태도에서 유래될 수 있다. 이런 경우 아이는 수행과 사랑을 동일시하기 시작한다. 하지만 어떤 누구도 완벽할 수는 없기 때문에, 그 사람은 모든 것이 불충분하게 느껴지는 것이다. 다른 종류의 열등감은 누구나 가지고 있는 실제적 결함에서 나타날 수 있다. 인간은 누구나 어느 정도의 결함을 가지고 태어나는데, 어떤 사람들의 결함은 선천적 결손증, 아동기의 의학적 질병, 학습 장애, 말 더듬기, 야뇨증, 선천적으로 급한 성미와 같이 눈에 더 잘 띈다. 이런 결점들을 비판하는 것은 그 사람에게 큰 상처가 될 수 있는데, 우리 스스로가 사실이라고 믿는 것에 대한 비판이 가장 듣기가 힘들기 때문이다. 이런 상처와 그에 동반하는 불안을 피하려 하는 것은 지극히 정상적이다.

어떤 사람들은 외부적인 보상 행동을 함으로써 이런 격차를 줄이려고 하는데, 가끔 그 행동은 섬뜩한 것일 수 있다. 동성애 공포증에서 비롯되는 폭력, 인종차별주의, 성추행 등 증오 범죄는 가해자의 깊은 열등감에서 비롯되곤 한다. 자신보다 약하게 보이는 피해자를 선택함으로써 자신은 우월하다는 느낌을 가지려고 하는 것이다. 사회적 상황 속에서는 덜 심각한 종류의 보상 행동들이 나타난다. 한 남성이 파티에 갔다가 이전에 자신이 첫눈에 반해서 고백했지만 거절당한 적이 있는 여성을 만났다고 하자. 그는 여전히 이 여성에게 관심이 있지만 아예 거절당할까봐 두려움을 느낀다. 이런 두려움은 그의 마음 속 깊은 곳에서 올라와서 통제할 수 없는 분노로 커질 수 있는데, 거부에 대한 이런 느낌은 아동기에 실제로(그 사람이 너무나 가까워지길 원했던) 가족들이 자신을 보호해주지 못했거나 거부했을 때 경험한 무력감과 겹쳐질 수 있다. 이런 고통은 자신이 강하고 매력 있다고 느끼기 위한 시도로서의 보상 행동인 약물 또는 알코올 남용을 유발할 수 있다.

Q30 스트레스의 역할과 불안에 미치는 영향은 무엇인가요?

외부 스트레스가 불안을 일으킨다는 것은 상식적으로도, 그리고 쥐를 대상으로 한 실험 결과에서도 알 수 있다. 스트레스에는 과로, 수면 부족, 편부모로서의 자녀 양육, 맞벌이 생활, 다른 문화권으로의 이주, 직장 이전, 이혼, 사랑하는 사람의 사망 또는 질병, 신체적 또는 정신적 질환 등 다양한 종류가 있다. 스트레스는 한 사람이 특정 사건에 대해 더 쉽게 불안감을 느끼게 한다. 스트레스의 장기적인 영향을 연구한 록펠러 대학교의 Bruce McEwen 박사는 우리의 투쟁 도피 반응을 도와주기 위한 화학적 변화가 만성적인 스트레스 속에서는 해로 변할 수 있다고 주장했다. 따라서, 장기간 스트레스를 받으면 싸우거나 도망가기 위한 기민성과 준비된 상태 대신에 면역력 저하, 심장 기능과 기억력 저하, 지방 축적의 변화, 골 탈염화 및 만성적인 불안이나 공격성이 나타날 수 있는 것이다. 이런 견해가 **정신 신경 면역학**이라고 하는 새로운 분야의 뼈대이다. 이 학문은 스트레스가 면역 기능의 저하 또는 질병에 걸리거나 암이 생기기 쉬워지는 경향과 직접적인 연관성이 있다는 것을 발견했다. 이런 연구 결과들은 몸과 마음이 분리될 수 없다는 사실을 잘 나타내준다.

> ***정신 신경 면역학 (psychoneuroimmunology)*** : 신경학적 면역학적 정신 체계가 상호작용하는 방식에 대한 연구 (예: 스트레스를 많이 받을 때 감기에 걸리는 것)

Q 31 분리 불안이란 무엇인가요?

불안의 상당 부분이 혼자 있는 것 또는 가까운 사람들에게서 버림받는 것에 대한 기본적인 두려움에서 비롯되는 것으로 보인다. 이런 분리 불안은 어머니를 떠나서 세상을 항해하는 법을 배우는 아동기 때 시작된다. 어머니를 과감히 떠났다가 안전하게 돌아와서 따뜻한 환영을 받는 경험을 하는 아이는 분리가 안전하다는 것을 배운다. 하지만 아이가 어머니를 떠나는 것 때문에 어머니가 위협감을 느낀다면 다른 반응을 야기한다. 그 어머니는 이전에 사고로 이미 한 자녀를 떠나 보낸 경험이 있어서 더욱 경계하고 조심하는 것일 수 있다. 또는 의존적인 어머니는 아이가 떠나는 것 때문에 안전감이 위협받을 수도 있다(자신의 외로움을 달래기 위해 자녀를 갖는 여성들이 이 경우에 해당한다). 이런 어머니들은 자녀가 모험을 하고 돌아온 후에 자신의 불안함 때문에 아이에게 소리를 치거나 매를 들 수 있다. 이론에 따르면 이런 경우 아이는 자신이 떠나는 것이 보호자에게 특정한 종류의 불안을 일으키는 것을 알게 되어 자신과 보호자를 보호하기 위해 떠나지 않게 된다는 것이다.

분리에 대한 이런 반응들은 어린 시절 어머니에게서 버림받는 것보다는 훨씬 더 바람직하다. 인생의 경험과 원숭이 실험을 통해 우리는 인생 초기의 방임이 뇌, 신경, 성격에 영구적인 해를 입힌다는 사실을 안다. 탄생 후 어머니에게서 분리된 새끼 쥐들은 다시 어머니와 재결합되었을 때 훨씬 높은 수준의 스트레스를 경험한다. 로봇 어머니로부터 젖을 먹은 원숭이는 영구적인 뇌손상을 입게 된다. **애착**에 만성적인 문제가 있는 루마니아 고아들의 예는 인생 초기 어머니의 격려와 친밀감의 중요성을 보여준다.

> ***애착(attachment) :*** 성장하면서 다른 사람들과 긴밀한 유대를 형성하는 과정.

분리 문제는 많은 성인기 증상에서 볼 수 있다. 사람들은 흔히 대학교를 가기 위해 집을 떠나, 말 그대로 향수병에 걸릴 때 처음으로 불안, 우울, 섭식 장애, 물질 남용 등을 경험하게 된다. 오랜 기간 동안 서로 떨어져 지내야 하는 배우자들은 떠나기 전 서로와 더 깊게 관계 맺기 위해 싸우기도 한다. 또는 상대방이 별다른 도움이 되지 않는다고 스스로를 확신시켜서 이별을 쉽게 만들기도 한다. 이렇게 하는 것이 배우자를 진심으로 존경하는 것보다 이별에 대처하기 쉽게 만드는 것이다. 일부 환자들은 치료자를 떠나기 전 강한 반응들, 오래된 감정들(예: 슬픔, 열등감), 증상의 재발(예: 물질 남용이나 성적 문란함으로의 재발)을 보이기도 한다.

■릭의 이야기:

내 인생에서 첫 번째 주요 상실 경험은 내가 여덟 살 때 어머니가 질병으로 사망하는 사건이었다(아버지는 이후 재혼하셨고, 나는 훌륭한 의붓어머니가 있는 점에 감사한다). 몇 년 동안 어머니는 다발성 경화증으로 고통 받았었고, 입원 때문에 우리는 자주 떨어져 있어야 했다. 그 시기 내가 느낀 불안의 가장 눈에 띄는 결과는 매우 마른 몸매에서 비만인 아이가 되어버린 것이었다. 결코 완벽하게 낫지 않은 나의 폭식 패턴이 그때 시작되었다. 이것이 바로 우울증의 첫 삽화였고 강박장애의 첫 삽화였던 것 같다. 1962년의 8살 아이든지 2002년의 48살 성인이든지 간에 폭식 행동은 배고픔과는 별 상관이 없는 것이다. 이것은 정서적 섭식이자 불안을 물리치려는 시도이며 그 불안감의 이유가 사라진 후에도 오랫동안 남아 있을 수 있다. 이게 바로 내가 음식 문제와 싸우고 있을 때 가끔 여덟 살 아이처럼 느껴지는 이유이기도 하다.

Q32 사디즘과 마조히즘은 불안과 어떤 상관이 있나요?

사람들은 흔히 **사디즘**(가학증)과 **마조히즘**(피학증)이 단지 성적인 행동과만 연관있다고 오해한다. 하지만 일상에서 나타나는 양상을 살펴보면 사디즘과 마조히즘은 분리 불안을 이해하는데 도움이 된다. 사디즘과 마조히즘은 한 동전의 양면과 같다. 사도마조히즘(가학 피학증)의 황금률은 과거 자신의 생애에 자신에게 행해진 일을 다른 사람들에게 한다는 것이다. 사디즘과 마조히즘의 성적 행동은 다음과 같은 심리적 원리의 연상선 상에 있나.

가학증(sadism) :
의식적이든 무의식적이든 다른 사람들을 처벌하거나 지배하고자 하는 욕구를 포함하는 행동과 사고 방식.

피학증(masochism) :
의식적이든 무의식적이든 다른 사람에게 처벌받거나 복종하고자 하는 욕구를 포함하는 행동과 사고 방식.

사디스트(Marquis de Sade에서 어원 유래)는 다른 사람들에게 행동을 가한다. 어떤 아이라도 방임보다는 학대를 선택하게 된다. 학대적인 가정에서 자란 아이들은 학대가 보호자와 깊은 관계를 맺게 해주는 한 방법이라는 것을 배우게 된다. 가정 폭력 양상이 이런 현상을 설명해 준다. 폭력적인 남편은 아내가 승진을 했기 때문에 자신에게 신경을 덜쓰게 될까봐, 자신이 거부당할까봐 불안함을 느낄 수 있고, 아내가 자신을 떠날까봐 두려울 수 있다. 이런 위협을 지각할 때 아내에게 난폭하게 반응하는 것은, 자신의 아버지가 자신을 때렸을 때 느꼈던 친밀감을 재창조하고, 아내가 떠나지 않을까 하는 두려움을 경감시키는 것이다. 심지어는 아내가 일시적으로 떠나게 자극해서 애초에 가장 두려워했던 그리고 폭력적인 행동을 불러왔던 외로움과 무가치감을 다시 느끼게 만들기도 한다. 악순환이 한번 끝나면 다시 처음부터 반복되고 그 행동은 더 강화되게 된다.

마조히스트(Leopold von Sacher-Masoch에서 어원 유래)는 자신에게 행해졌던 것을 스스로에게 함으로써 내적 관계를 발전시킨다. 이렇게 함으로써 자신의 보호사들에게서 결코 분리되지 않는 것이다. 마조히즘의 대표적인 예는 자기 경시이다. 마조히스트는 자신의 미운 점이나 무가치함 때문에 버림받을까봐 두려워하는 극심한 유기 불안에 시달린다. 이런 심적 고통이 너무 심해지면 자신을 직접 학대하거나 또는 다른 누군가를 찾아서 학대하는 것이다. 자기 학대는 스스로에 대한 가혹한 견해, 폭식, 물질 남용, 범법 행동, 난잡하고 위험한 성적 행동 등을 포함한다. 마조히스트는 자신이 경험한 학대적인 상황을 재창조해서 자신에게 학대적이었던 부모처럼 된다. 이런 방법을 통해 자신이 부모와 같이 느끼게 되고, 따라서 부모와 더 가깝게 느껴지며, 자신의 고통에서 벗어나게 된다. 이렇게 스스로 매를 버는 것은 (마조히스트의 생각에는) 자신이 아무것도 아니라는 두려운 느낌보다는 자신이 더 가치 있다는 점을 증명해 주는 것이다. 구타의 고통에 집중하는 것은 자기 조절 기제의 한 종류로, 감당하기 힘든 느낌(유기, 자신이 아무것도 아닌 두려운 느낌, 또는 통합되지 않은 느낌)이 통제 밖으로 벗어나는 것을 막는 역할을 한다.

Q33 불안 때문에 자해를 해요

자해는 마조히즘의 연장선 상에서 흔히 나타나는 예이다. 고의로 자신을 칼로 긋거나 불로 지지거나 손, 손목, 팔, 다리에 상처를 내는 것들이 자해 행동의 예이다. 피아니스트라는 영화가 이런 행동과 그 심리를 잘 설명해준다. 자해는 극도의 불안에 대처하기 위해 행해진다. 보통 환자들은 신체적 고통이 그 순간의 정신적 고통보다 훨씬 더 견딜만하다고 보고한다. 정신적 고통은 자신에게 중요한 타인에 대한 난폭한 충동이나 참을 수 없는 전멸 및 붕괴의 느낌 등에서 야기될 수 있다. 폭력을 자신에게로 향하게 하는 것은 이런 충동을 억제시켜서 그 사람이 진짜 필요하다고 느끼기도 하는 다른 사람들을 해치는 것을 막아준다. 자해는 폭력성을 표현하는 것과 다른 사람들에게 해가 되지 않을 방식으로 억제하는 것 사이의 타협이다. 자해는 더 큰 정신적 고통을 없애주기 때문에 위안감을 가져올

> ***자해(self-mutilation) :***
> 자신의 몸을 긋거나 태우거나 뚫는 등의 방식으로 자기 자신에게 상처를 입히는 것.

수 있다. 자해는 또한 아동기 때 환자를 학대하며 관계를 맺었던 부모와 재결합하는 경험을 가져다 줌으로써 외롭고 근절되고 파괴된 것같은 느낌을 감소시켜 준다.

겉으로는 잘 드러나지 않지만, 내면의 엄격한 목소리로 스스로를 자해하는 사람들도 있다. 스스로가 얼마나 부적합하고 끔찍하고 무의미한지 말하는 것도 비슷한 목적이 있다—고통을 저지하지만 한편으로는 보호자를 보호하기 위해서 분노가 자기 자신에게 향하게 하는 것이다. 이런 구타는 자해하는 사람들에게 강한 느낌을 부여하는데, 이것은(분리나 다른 종류의 근절에서 야기되는) 무력감과는 반대되는 것이다.

34 신체 개조는 불안의 징후인가요?

문신과 피어싱 문화는 미국에서 확고히 자리를 잡았고, 전 세계의 다양한 문화에서도 수세기 동안 신체 개조를 해왔다. 이 행동은 문화적, 심리적인 뿌리가 깊다. 하지만 문신을 한 대부분의 사람들은 무언가 중요한 것을 기념하기 위해 이 예술 방법을 선택했다고 말할 것이다. 특정 문신은 선택한 사람이나 문신을 하기로 결정한 상황만큼이나 개인적인 의미가 있을 수 있다. 나는 이 예술 방식의 상대적인 영구성이 기저의 분리 불안을 반영한다고 본다. 불안정하고 별 볼 일 없다고 느끼는 사람은 피부에 나체 여성을 그려 넣음으로써 영구적인 관계를 맺고, 이 문신을 친구들에게 보여주면서 강하고 남자답다고 느끼는 것이다. 문신의 그림과 이 문신을 새긴 자신에 대한 스스로의 견해는 작게 그리고 아이처럼 느껴지는 기저의 불안을 경감시킬 수 있다. 친구들도 그에게 관심을 기울이기 때문에 자신이 덜 외롭고 버려진 것처럼 느끼게 된다.

피어싱도 비슷한 논리에 근거한다. 피어싱은 그 사람에게 자신이 특별하다는 것을 외부적으로, 하지만 자해적인 방식으로 확인시켜 준다. 어떤 소녀는 자신이 성적으로 강한 것을 알리기 위해 자신의 혀에 피어싱을 할 수 있다. 하지만 이렇게 함으로써 자신의 입이 더럽고 이런 성적 추동 때문에 (그녀 자신이 지각하기로는) 처벌을 받아야 한다고 느낀다는 사실을 상기시켜준다. 문신과 마찬가지로, 피어싱을 받는 사람만이 그 피어싱의 진짜 의미와 피어싱을 함으로써 감소되는 불안의 본질에 대해 안다.

Q35 너무 외로워서 죽을 것 같아요

외로움은 감당하기 힘든 정도의 불안감을 야기할 수 있고, 불안감은 외로움을 강화할 수 있다. 궁극적으로 인생은 혼자 사는 것이며, 혼자 있을 때 느끼는 공허함은 다른 사람들과 관계 맺도록 몰아가거나 혼자서 죽을 것이라는 것을 부인하게 만든다. 극단적인 예가 주변 세상과 관계 맺고자 하는 깊은 욕구가 있지만 거부도 무척이나 두려워하는 회피성 인격장애이다. 또 다른 흔한 외로움은 우울증에서 느끼는 것으로, 자신이 사랑받을 만하지 못하다는 느낌이 치명적인 고립감을 낳을 수 있다. 이런 종류의 외로움은 부적절감을 강화시켜 고립을 강화하는 악순환을 낳는다.

신체적으로 누군가와 함께 있어도 정서적으로 외롭다고 느낄 수도 있다. 이성 관계나 부부 관계 속에 속해 있더라도 더 이해 받고 덜 외롭고 싶은 갈망과 함께 깊은 불안감이 나타날 수 있다. 외로움은 단순한 슬픔에서부터 공허하고 절망적이며 자기 성찰적이고 열광적인 느낌과 무가치감까지 다양하다. 이런 외로움은 내적 상태를 다루기 위한 충동적이고 절망적인 책략을 자극할 수 있다. 자기 자신을 불법적인 약물, 섹스, 음식, 사람들, 물질적인 물건들로 채우는 것은 공허감에 대한 공연한 당혹감을 반영하며, 내적 외로움과 외부 환경의 조작 간의 기본적 연관성을 나타낸다. 불안의 치료는 불안감에 수반하는 외로움을 줄이고, 내적 세계를 재구조화해서 혼자 있는 것을 더 편안히 받아들일 수 있게 하고, 이런 외로운 느낌을 조절하는 방식으로 외부 세계에 덜 의존하도록, 그리고 외로움을 느낄 때 이것을 인류의 근본적인 조건으로 받아들일 수 있도록 도와준다.

■ 릭의 이야기 :

치료를 받으면서 이전보다 훨씬 덜 외로워진 것은 매우 다행이지만, 내가 여전히 느끼는 가장 강력한 충동 중 하나가 바로 고립되려고 하는 것이다. 혼자 주말을 보내면 우울감과 쓸모없다는 느낌이 들지만, 그렇다고 해도 다음 주도 혼자 보내려는 계획이 중단되지는 못한다. 한 예가 다른 사람들과 함께 있을 때 내가 과식하지 않는다는 것이다. 내 머리 속의 현명한 목소리는 "좋아! 그러니까 다른 사람들과 함께 있음으로써 과식을 막아-두 마리 토끼를 다 잡는 거야!"라고 속삭인다. 하지만 이 목소리는 더 크게 "그래! 그러니까 다른 사람들은 내버려 두고 숨어버려"라고 고함치는 목소리 때문에 가려진다. 내가 후자의 목소리의 말을 더 잘 듣는다는 사실은 별로 자랑할 만한 것이 못된다.

또 한 가지는 자의식이다. 내 강박장애와 그로 인해 갖게 되는 이방인인 것 같은 느낌 때문에, 그리고 훌륭한 창도자인 Howie the Harp의 말을 인용하자면 '만성적으로 정상적'인 사람들 중 하나가 아닌 느낌 때문에, 나는 누구든지 가끔 "사람들이 진짜 나를 알아줬으면…"이라고 생각한다는 것을 안다. 그렇지만 불안은 이 느낌을 훨씬 더 강렬하게 만든다.

Q36 내 분노가 불안과 관련있나요?

공격성은 불안에 대한 반응으로 가장 흔히 나타나는 것 중 하나이다. 바에서 일어나는 싸움, 스토킹, 성폭력, 도로에서의 싸움, 포로 학대 등의 예가 떠오른다. 공격성은 투쟁 도피 반응에서 투쟁 부분이다. 또한 공격성은 무서움을 불러 일으키는 위협에서부터 우리를 보호해준다. 공격성은 내면에서 경험되는 두려움에 대해 강력히 행동하게 해준다. 공격자는 수동적이고 무력한 느낌에서 주도적이고 강한 느낌을 갖게 된다. 현실에서는 통제력을 잃어버렸을지라도 말이다. 공격자는 또한 피해자와 관계를 맺게 되며 이것은 기저의 위협이 유기일 때 중요한 요인이다. 공격성을 이해하려면, 그 상황에서 그 사람에게 무엇이 위협적인지를 잘 살펴봐야 한다. 바에서 일어나는 싸움은 자신의 아내나 여자친구를 빼앗긴다는 지각에서 비롯될 수 있다. 성폭력은 자신이 너무 여성스럽다는 느낌과 이 불편감을 다른 사람에게 수치심을 느끼게 함으로써 없애고 싶은 마음 때문에 일어날 수 있다. 전쟁 포로들을 학대하는 것은 전쟁 중 전멸에 대한 자신의 불안감 때문에 나타날 수 있다.

Q37 배우자가 바람피고 있다는 불안감이 들어요

가끔씩 자신의 배우자의 부정에 대해 염려하는 내담자들이 있다. 수년 동안의 불안감 후에 배우자가 실제로 외도를 했다는 사실을 발견하는 경우가 있기 때문에 실제로 배우자가 외도를 하고 있는지 아닌지를 확인하는 것이 도움이 된다. 배우자가 바람을 폈다는 것을 뻔히 알면서도 이 어마어마한 소식을 부정하려 하는 일이 종종 나타난다. 배우자의 부정을 암시하는 것들에는 배우자의 오랜 외출, 출장에 함께 데리고 가지 않으려는 행동, 오랜 기간 동안 성적 관계를 맺어 왔었는데 갑자기 성적 요구가 바뀌는 것 등이 있다.

배우자가 실제로는 외도를 저지르지 않고 있는 경우가 더 흔하며, 이럴 때 환자가 느끼는 불안감은 혼자 남겨지는 것에 대한 깊은 두려움과 신뢰의 부족을 시사한다. 관계 내에서 함께 하는 것에 대한 흥분은 최악에 대한 두려움을 촉진시킬 수 있다. 어린 시절 아버지를 잃은-혼외 정사를 갖고 있던 여자와 결혼하기 위해 어머니와 이혼했거나 또는 사망함으로써-여성은 현재 자신의 부부 관계 속에서 배우자의 상실에 대한 두려움을 재경험할 수 있다. 배우자의 부정을 두려워하는 것은 상실감과 가치 절하의 느낌을 재창조하며 내적 비난을 수반할 수 있다. 따라서 상상 속의 남편의 외도에 대해 책임감을 느끼고 자신이 느끼기에 부족한 면-예를 들어 더 이상 섹시하지 않거나 객관적으로 매력적이지 않은 것-으로 자신을 비난할 수 있다. 이런 자기 비난은 배우자에게 분노를 표출하지 않게 하며 자신이 소녀였을 때 아버지가 떠났을 때 혹은 돌아가셨을 때 느꼈던 똑같은 느낌들을 반영할 수 있다. 부정에 대한 두려움과 공상에 수반하는 낮은 자기 가치감은 혼자 남겨지는 친숙한 느낌을 다시 느끼게 만들며, 이 느낌이 친숙하기 때문에 그녀의 친밀한 관계에서 일어날 수 있는 새로운 종류의 신뢰나 행복감에 대한 불안감을 감소시키는 것이다.

Q 38 임신이 불안을 야기하기도 하나요?

임신한 여성과 배우자, 또는 임신을 계획 중인 부부들은 불안감의 시기를 거치기 쉽다. 첫 번째 종류의 불안감은 임신을 계획할 때 나타난다. 예비 부모들은 자신들 앞에 놓여진 책임감에 대해 스스로가 준비되었는지에 대해 확신하지 못하며 그 책임을 피해버리는 것이 더 쉽지 않을까 고민하기도 한다. 혹은 임신을 계획하며 배우자의 역할보다는 부모의 역할이 쉬울 것이라는 생각에 더 차분해지기도 한다. 이것은 아마도 이별에 대한 기저의 두려움 때문일 수 있다. 배우자가 자신을 떠날 수 있는 것처럼 아이는 떠날 수 없다는 것을 알기 때문에 말이다.

두 번째 종류의 불안의 시기는 실제 임신이 됐을 때이다. 불안을 호소하는 환자 그리고 그의 치료자는 우선 임신이 원하고 계획된 것인지에 대해 알아야 한다. 만약 원하고 계획된 임신이라면, 예비 엄마는 뱃 속의 아이가 가져다 줄 행복과 기쁨에도 불구하고 자신이 진짜 엄마가 된다는 두려움과 싸우고 있을 수 있으며, 이는 예비 아버지도 마찬가지다. 원했던 임신이 아니라면, 다른 종류의 불안, 즉 아기를 낳아야 할지에 대한 불안감을 느낄 수 있는데, 이런 결정은 유산을 하는 것이 옳은 일이라고 여자가 마음 속으로 느끼더라도, 결코 쉽지 않다. 유산 경험에 대한 감정은, 만약 아이를 낳았으면 어땠을까에 대한 궁금증과 더불어 수년에 걸쳐 온갖 종류로 나타날 수 있다. 이런 감정은 특히 아기를 갖기를 미룬 후에 임신이 되지 않을 때 고조될 수 있다. 인간의 심리는 법률이 그러하듯 유산에 대해 객관적으로 대응할 수 없게 구성되어 있다. 남성이나 여성이나 무의식적으로 한 아이를 살해했다고 느끼는 것이다. 예비 부모가 안정적인 관계가 아니라면 아이의 운명, 앞으로 관계를 정리할 지 이어나갈지, 아이의 육아권과 양육, 여성에 대한 가족과 문화의 기대치 등 더 많은 불안감이 표면상 나타날 수 있다. 결과와는 상관없이 이런 결정들은 깊은 정서적 불안을 반드시 동반하게 된다.

마지막으로, 임신 월수가 채워져 감에 따라 나타나는 여성의 수많은 신체적 변화는 명백한 불안감을 불러올 수 있다. 입덧은 괴로운 일이며 입덧이 얼마나 계속될지에 대해서도 불안감을 느끼게 된다. 또한 자신이 통제할 수 없는 방식으로 현저히 변해가는 자신의 신체에 대한 불안감(몸무게, 소변량, 배변 기능)은 산모의 안전감을 위협할 수 있다. 게다가, 모든 예비 부모들은 아기가 건강할지 그리고 자신이 새로운 부모의 역할을 잘할 수 있을지에 대해 염려하기 마련이다.

Q39 불안감이 나 또는 나의 배우자의 임신/수정 능력에도 영향을 미칠 수 있나요?

안타깝게도, 어떤 의사들은 안 좋은 소식을 안 좋은 방식으로 전한다. 다른 전공 분야에서만큼이나 산부인과에서도 불임에 대한 소식을 바람직하지 않은 방식으로 전달하는 경우가 있다. 여성에게 불임이라는 사실, 또는 남성에게 정자가 모자란다는 소식은 처참할 수 있다. 특히 아기를 갖지 못하는 부부는 인생의 그 무엇보다도 아기를 간절히 원하곤 한다. 불임 진단이 정확한 경우도 있고 그렇지 않은 경우도 있는데, 많은 사람들이 수 없이 아이를 가지려 시도해도 되지 않다가 희망을 버리고 입양 절차를 밟던 중 임신이 되는 경우가 있다. 적어도 이 현상을 설명할 수 있는 한 가지 이유는 불안감의 완화이다. 임신을 하려는 시도를 멈춘 후에는 그것이 슬픔의 과정일지라도 적어도 주의가 다른 곳으로 전환된다. 이런 주의의 전환은 신체가 이완되게 하여(낮은 스트레스 호르몬 콜티솔 수치는 임신에 필요한 여성 호르몬을 뇌가 분비하는데 영향을 미친다) 임신이 가능하게 한다. 마치 운동선수가 수행을 눈 앞에 둔 상태에서 적어도 주의를 일부 전환할 때 수행 수준이 더 상승하는 것처럼 말이다. 하버드의 여성 정신 신체 건강 센터에 있는 Alice Domar는 임신하는 것으로부터 초점을 잠시 돌리고 개인적인 행복에 초점을 맞추어서 시각적 상상을 이용하여 이완법을 사용하면 불안감을 치료하는데 놀라운 효과를 가져온다는 사실을 발견하였다. 역설적으로, 불임이었던 여성의 44%가 임신이 되었다. 헛된 희망을 불어 넣어주어도 안 되겠지만, 이 연구의 의미는 분자 수준에서 불안감이 가져다 주는 스트레스는 진짜이며 건강과 임신 능력에 직접적인 영향을 미칠 수 있다는 것이다. 불안감을 치료하는 것은 아이가 있든지 없든지 간에 당신의 삶을 향상시킬 수 있다.

Q40 성적 불안은 무엇인가요?

사람들이 불안을 경험하고 표현하는 흔한 수단 중 하나가 성관계라는 것은 놀라운 일이 아니다. 성적 불안 중 가장 흔히 나타나는 것이 성관계를 아예 피해버리는 것이다. 이런 환자들은 성관계에 대한 특정 공포증이 있을 수 있고 상상 속에서 일어나는 위험에서 자신을 보호하려 하는 것일 수 있다. 일반적으로 성관계는, 특히 오르가즘은, 신체적 통제력의 상실을 포함한다. 과도한 흥분 또는 배우자와의 합침은 통제력의 상실과 파괴에 대한 공상으로 이어질 수 있다. 프랑스에서는 오르가즘을 le petit mort(작은 죽음)이라고 부르기도 한다.

또 다른 종류의 성적 불안은 강렬한 성적 만족감 혹은 성적 성공에 대한 두려움이다. 어떤 사람은 행복한 성관계를 시작하지만 상대방과 점차 정서적으로 가까워짐에 따라 자신의 세계가 폭발한다고 상상할 수 있다. 이런 불안은 성병에 걸리는 것,(피임을 하고 있지만) 원하지 않는 임신, 새로 알게 된 배우자의 결점에 대한 느낌 등에 대한 두려움 등의 형태를 띤다. 이런 성적 불안은 가족력을 조사하면 이해하기 쉽다. 성에 대한 주제가 개방적으로 이야기 되지 않는 가정에서 자란 사람들은 성관계를 두려워하는 경우가 많다. 성적 욕구와 행동을 편안히 다루는 것에 대한 역할 모델 없이 자란 사람은 이 새로운 경험을 혼자서 헤쳐 나가야만 한다. 따라서 섹스의 기쁨이 견디기 힘든 것처럼 느껴질 수 있다. 성학대, 또는 부모가 자신을 성학대한 경험이 있는 아동은 적어도 무의식적 불안 수준에서는 경계심 없이 성관계를 맺기가 힘들다. 또는, 부모와 깊은 애착 관계(모녀, 모자, 부녀, 부자)에 있는 사람은 배우자와의 성관계가 부모를 영영 떠나게 하는 것이 아닌가 라는 생각이 들 수 있다. 성적 기쁨이 합법적이지 않고 위험하며 해방을 주는 것으로 느껴져서 성관계를 맺으면서 마음 속에 혼란을 일으킬 수 있다.

어떤 성적 불안은 수행 능력과 관련된 문제로 나타나기도 한다. 질 근육이 조여져서 남성의 성기가 들어가는 것이 힘든 질경련증이나 오르가즘을 느낄 수 없는 성불감증이 있는 여성도 있다. 남성도 발기 부전이나 사정의 어려움, 조루증 등이 나타날 수 있다. 통제력 상실을 수반하는 친밀한 인간관계에 대한 불안감은 성적 활동이 시작될 때 고조된다. 실력 있는 전문가의 도움을 받으면, 대인관계의 어려움이나 성적 불안이 성공적으로 치료될 수 있다.

Q41 제가 게이일까봐 불안해요

또 다른 성적 불안의 종류에는 동성애 불안이 있다. 보편적으로 사람들은 성에 대해서, 특히 동성애나 양성애에 대해 이야기하는 것에 대해 불안해하거나 적어도 불편감을 느낀다. 인간의 생물학, 욕망의 대상, 판타지, 대인관계 내 행동, 가족 내/사회적/종교적 윤리, 학대 경험 등에 의해 영향을 받는 인간의 성욕이 매우 강한 것이라는 점을 고려하면 사람들이 자신과는 다른 성적 견해에도 강한 반응을 보인다는 것은 그리 놀라운 일이 아니다. 동성애적 관념, 느낌, 행동, 경험들은 이렇게 복잡한 불안감을 야기할 수 있으며 좀 더 자세한 이해를 요한다. 모든 사람들이 동성애적 경향을 타고 태어난다는 프로이트의 기본 주의(자신의 어머니 또는 아버지에게로 향한 아이의 사랑에 근거한)를 알려주는 것만으로도 동성애적 불안과 싸우고 있는 사람에게 안도감을 줄 수 있다. 열린 마음을 가진다면 대화를 통해서 불안을 처리할 수 있게 된다. 다음은 흔히 나타나는 예들이다.

이성애자가 동성에 대해 신체적인 매력을 느끼기 때문에 자신이 동성애자가 아닐까 하고 생각하는 일이 종종 있다. 이런 불안은 더욱 큰 염려로 깊어질 수 있으며, 심지어 자신이 게이가 아닐까라는 염려 때문에 한 밤 중에 응급실로 찾아오는 경우도 있다(동성애 공황(homosexual panic)이라고 알려져 있음). 동성애 불안을 느끼는 사람들 중에는 이 불안감 때문에 양성애 관계는 아예 생각조차 하지 못하는 경우도 빈번하다. 모순처럼 들리겠지만, 이성 관계를 간절히 원하는 이성애자 중에서도 정서적 친밀감과 성적 친밀감에 대한 두려움 때문에 차라리 자신이 동성애자가 아닐까라는 불안감을 느끼는 것을 선호하는 경우도 있다. 이런 태도는 자신이 두려워하는 이성애적 욕구가 실행되는 것을 막아주기 때문이다. 이런 종류의 동성애적 끌림은 아예 이성과 함께 할 기회를 감소시키며, 여기에서 동성애적 불안은 이성애적 불안을 가려주는 역할을 한다.

또 다른 흔한 종류의 동성애적 불안은 계시지 않는 자신의 어머니, 아버지, 또는 다른 주 보호자에 대한 갈망에서 비롯된다. 아버지가 계시지 않았거나 계시기는 했지만 정서적으로는 존재하지 않았던 가정에서 자란 남성은 자신의 아버지가 자신에게 관심을 가져주기를 간절히 바랬던 기억을 의식적인 수준에서 갖고 있을 수 있다. 그는 아버지와 함께 할 수 없었던 여행, 운동, 단순히 정서적 교류를 나누는 것 등 많은 것들에 대한 간절한 바람을 갖고 있을 수 있다. 그리고 의식적인 수준에서의 욕구와 자위 판타지를 보면 자신이 이성애자인 것 같지만, 한편으로는 남성과의 깊은 친밀감을 갈망하는 것을 인식할 수 있다. 이런 갈망을 인식하면 불안감을 느끼게 되고, 이런 느낌을 어떻게 다뤄야 하는지 알려줄 수 있는 남성 역할 모델이 없었기 때문에 자신이 게이가 아닐까 하는 두려움을 갖게 된다. 이런 두려움은 자신이 게이가 아니라는 확신을 갖기 위한 강박적인 이성과의 성적 활동으로 이어질 수 있다(이것은 돈 후안 콤플렉스라고 불린다). 혹은 자신의 동성애적 욕구를 확인하고자 하는 목적으로 동성애적 관계를 실험적으로 맺어보거나, 선술집 또는 남성들의 모임과 파티 등에서 다른 남자들과 과도하게 술을 마실 수도 있다. 남성들과 친밀한 상황에서 함께 있는 것에 대한 불안감이 마치 동성애처럼 느껴질 수 있으며, 따라서 자신의 불안감을 줄여보기 위해 술을 마심으로써 동성애처럼 위험하고 금지된 것처럼 지각되는 갈망을 묻어버리려고 애쓰게 되기도 한다. 이와 동일한 양상이 딸과 어머니 관계에서도 비슷하게 나타날 수 있다.

성적 불안의 종류 중에는 커밍 아웃, 즉 자신은 알고 있고 어쩌면 수년 동안 알고 있었을 수 있는, 자신이 동성애자라는 사실을 공식적으로 인정하는 것에 관한 문제도 있다. 나의 임상 경험에 의하면 여성 동성애자보다는 남성 동성애자가 커밍 아웃을 더 확실히 그리고 일찍 하는 경향이 있다. 게이 남성보다는 레즈비언 여성이 이성과 결혼해서 자녀를 기르는 것을 가능하다고 보는 경우가 더 많다. 또한 동성애자가 자신의 동성 배우자와 함께 가정을 꾸리고 자녀를 키우는 경우도 흔하다. 이런 경우 다루어야 할 문제는 진정한 자신을 수용하는 것에 관한 것이 된다. 정신과 분야는 수년 동안이나 동성애를 병으로 진단하고 이 "병"을 치료하기 위해 회복 치료를 하는 안타까운 일을 저질렀다. 동성애 불안은 자신의 본질적인 면을 더 이상 부인하려는 충동이 일지 않을 때—이것은 어떤 문제이든지 상관 없이 모든 훌륭한 심리치료에서 일어나는 한 과정이기도 하다—완화된다.

Q42 인생에서 뭘 하고 살아야 할지 불안해요

이 질문은 당사자뿐만 아니라 그 사람이 속한 가족과 문화에도 불안감을 가져다 줄 수 있다. 우리는 인간으로써 인생에서 뭘 하고 살아가야 할지에 대한 질문을 던지곤 한다. 만약 자신이 뭘 해야 하는지 알고 있는 경우에는 과연 이것이 자신이 원하는 바와 얼마나 일치하는지에 대해 스스로에게 묻곤 한다. 자신의 직업을 사랑하는 사람은 그렇지 않은 사람보다 훨씬 행복하고 기분도 좋다는 보고가 있다. 흥미로운 질문은, 사람들이 자신이 좋아하는 일을 하지 못하도록 막는 것이 무엇이냐는 것이다. 뭘 하든지 재미가 없는 이유가 그 사람의 성격 때문인가? 아니면 직업을 바꾸면 늘 부족하다고 느꼈던 부분이 채워질 것인가?

자신이 하는 일을 항상 즐겨했던 사람은 더 이상 그 일이 즐겁다고 느껴지지 않을 때 지인이 죽었을 때와 같은 애도 과정을 겪는다고 한다. 직업이 있는 사람이 그렇지 않은 사람보다 보편적으로 더 행복해 보인다. 또한 자신의 타고난 재능을 최대화할 수 있는 장면에서 일하는 사람은 더 발전한다. 직업을 잃은 사람은 무엇을 해야 할지 뿐 아니라 경제적으로 어떻게 유지해 나갈지에 대해서도 당혹감을 느낀다. 직장이 있지만 자신이 하는 일을 싫어하는 사람은 자신의 진짜 소명이 무엇인지 고민한다.

당신은 도움을 받을 수 있다. 당신의 진정한 소명이 무엇인지 알려고 애쓰고 있다면 굳이 통찰까지는 필요 없는 기초적인 과정이 있다. 즉, 이직과 관련해 적성 검사나 상담을 받을 수도 있고, 당신과 똑같은 고민 때문에 힘들어하다가 결국 불안감을 극복하고 해결책을 찾아낸 사람들의 이야기를 읽어볼 수도 있다. Po Bronson이 쓴 *What Should I Do With My Life?*를 먼저 읽어보기를 권한다. 이런 기초적 과정을 통해서도 당신이 구하고 있는 답을 얻지 못한다면, 정신분석 심리치료가 도움이 될 것이다(치료 부분을 참조하라).

Q43 완벽주의와 지연행동은 불안과 어떤 관련이 있나요?

만약 부적절함에 대한 공포를 경험한다면, 자신의 노력이 불완전하게 보이는 것을 두려워하는 것이다. 이런 두려움 때문에 사람들은 이상적으로 행동하곤 하는데, 만약 이 두려움이 극단적인 경우 완벽주의적 또는 강박적으로 변할 수 있다. 흠이 없고자 하는 욕구가 너무 강해지면, 역설적으로 지연 행동이 나타날 수 있다. 지연 행동은 자신이 일단 시작하기만 하면 이 프로젝트를 완벽히 할 수 있을 것이라고 상상하게 만드는데, 실제로는 불가능한 일이다. 따라서, 자신이 완수한 프로젝트가 비평을 받으면, 시간이 불충분했기 때문이라고 변명하게 된다. 만약 시간이 좀 더 있었더라면 이상적으로 수행했을 것이라고 생각하는 것은 스스로를 속이는 것이다.

지연 행동은 지연하는 성격 방식으로 이어질 수 있다. 언젠가는 완벽하게 해낼 것이라고 생각하며 프로젝트를 미루는 사람은, 그 동안 그 자료를 받아보기 원하는 사람에게는 수동 가학적으로 그 내용을 전달하는 것을 미루는 것이 된다. 이런 행동은 그 내용을 받아볼 사람을 고통 받게(사랑과 칭찬을 못 받는 것처럼 느끼게) 만든다. 이전에 노력한 것에 대해 비판을 받게 되면 가치 없고 불완전하게 느끼는 정도만큼 말이다.

■ **릭의 이야기:**

개인적으로 나는 완벽한 사람이 되거나 일을 완벽하게 하려는 욕구가 지연 행동으로 이어질 수 있다는 의견에 동의한다. 만약 내가 사소한 실수라도 하는 날에는, 그 실수가 내 자기감의 핵심 속으로 들어가서 내가 스스로에 대해 갖고 있는 온갖 부정적인 사고를 확인시켜 준다. 나는 내가 하는 것과 하지 않으려고 피하는 것들에 대해 자꾸 같은 패턴을 반복하게 된다. 실패(오! 맙소사)할 수 있는 것들을 시도하기 보다는 성공했던 경험이 있는 것을 계속하게 되고, 내가 잘 할 것이라는 확신이 없는 일은 미루는 지연 행동을 하게 되는 것이다. 가끔 알코올 중독자들을 "실패한 완벽주의자들"이라고 부르는 것을 들은 적이 있다. 나는 이 표현이 다른 종류의 중독자들과 나와 같은 강박장애 환자들에게도 적용된다고 본다. 우리와 같은 사람들은 극히 사소한 실수나 결점이라도 상처를 계속 간직하고 있기 때문에 흐르는 피를 멈출 수 없다.

Q44 완전한 무력감을 느껴요

감당하기 힘든 불안 앞에서 무력감을 느끼는 것은 당신만 겪는 일이 아니다. 기억해야 할 점은 당신이 현재 무기력하게 느끼더라도 계속 그럴 필요는 없다는 점이다. 당신이 느끼는 무력감이 어떤 종류인지를 이해한다면 회복에 도움이 된다.

환자들은 흔히 무력감을 완전히 비참한 느낌–절대적인 취약성과 주어진 상황의 결과를 절대 통제할 수 없다는 느낌–이라고 표현한다. 이따금씩 무기력한 분노, 불안의 해일에 휩쓸려 가는 느낌, 비하하는 악마들의 허리케인에 갇힌 느낌, 죽음을 붙들고 싸우는 것 등으로 불리는 무력감의 정신적 경험은 불편감을 가져온다. 환자들은 이것을 피하기 위해 무엇이든 하게 되며, 이런 현상이 광장공포증 또는 이런 느낌이 다시 찾아올 상황을 미리 피해 버리는 현상을 설명할 수 있다.

무력감은 많은 의미를 지닌다. 불타버린 논밭에 씨를 뿌리지 않는 농부나 부도난 회사에 투자를 하지 않는 사업가처럼 무력감은 진화론적인 면에서 적응적일 수도 있다. 하지만 무력감은 환자 역할을 함으로써 이득을 취하고 다른 사람에게 사랑과 애정을 얻으려는 목적도 있다. 무력감은 강한 수동 공격성을 표현하는 수단이 될 수 있다. 즉, 자신의 무기력한 분노를 사용해서 다른 사람들을 무력감 속으로 몰아 넣는 것이다. 무력감은 스스로가 결함이 있다고 생각하게 만들어서 스스로를 구타할 이유를 제공한다. 이런 절망감은 다시 힘을 얻기 위해 약물이나 알코올을 사용하도록 자극한다. 인생의 다른 상황들은 심히 파괴적이어서 무력감과 절망감이 매우 현실적인 경우도 있다. 이런 경우(예: 2001년 9월 11일의 테러리즘) 인간의 고통을 줄이기 위해 할 수 있는 것이 정말로 아무 것도 없다. 위로와 경청, 안전한 환경, 약, 적절한 치료를 제공해줄 수 있을 뿐이며, 신체적 상처가 흉터로 남는 것과 마찬가지로 이런 종류의 무력감의 상처도 저절로 회복되기를 기다리는 수 밖에 없다.

Q45 관계에 헌신하는 것이 두려워요

사람들은 여러 가지 종류의 대인 관계 헌신에 대해 불안감을 느낀다. 단순한 결정 이론에 따르면, 한가지 선택 사항에 '예'라고 하는 것은 다른 선택 사항에 '아니오'라고 말하는 것과 같다. 미국 문화에서는 관계에 헌신하는 것의 두려움을 줄이기 위한 유머도 나타났다. 예를 들어 "그 남자는 헌신적으로 유혹받았어" 또는 "연속 단혼"이라는 표현처럼 말이다. 결혼은 좋은 것이라고 하지만, 어느 누가 제도 안에 갇혀서 살고 싶겠는가? 친밀한 관계에 헌신에 대한 두려움이 수반되면, 상대방에게 너무 가까워지는 것을 경계하게 된다. 이런 불안감은 주로 연애, 동거, 약혼, 결혼, 임신, 출산, 승진 또는 취업, 배우자의 질병 등의 일이 있을 때 표면으로 떠오르게 된다. 인간의 친밀감을 깊게 하는 사건은 이에 상응하는 헌신에 대한 두려움도 증가시킨다. 마찬가지로, 심리치료를 시작하는 것은 치료 외 관계에서 사람들이 느끼는 두려움을 불러올 수 있는데, 이것을 치료 시간에 다룸으로써 내담자의 초조함에 대해 더 잘 이해하고 도와줄 수 있다.

관계 내 헌신에 대한 불안은 여러 가지 두려움을 반영한다. 헌신 후에는 다음의 발달적 단계, 즉 가정을 꾸리고 책임을 지거나 사업을 시작하는 등의 일들이 따라오게 된다. 관계에 헌신하는 것은 또한 상대방이 정서적으로 존재해 줄 것이라는 신뢰, 혹은 원가족을 떠나기에 충분한 자기 자신에 대한 믿음을 필요로 할 수 있다. 관계 내 헌신에 대한 불안은, 가장 극단적으로는, 생소한 곳에서 길을 잃고, 덫에 걸리고, 파괴되는 것에 대한 두려움을 나타낸다. 헌신한다는 것은 자기 가치감을 유지하면서 동시에 다른 사람들의 가치를 허락하고 절충하는 것을 의미하며, 자유롭고 독립적인 상태일 때보다 더 융통성 있어져야 하며 통제권은 감소된다는 것도 의미한다.

Q46 비탄과 불안은 어떤 관련이 있나요?

허리케인이 강타하고, 사람들은 암에 걸리고, 사랑하는 사람이 음주 운전자에 의해 사고를 당한다. 이렇듯 재앙들로 특징지어지는 것이 인생이다. 이런 사건들로 인한 상실 경험은 치명적이며, 평생 동안 영향을 미치게 된다. 앞으로 어떻게 살아가야 할지, 그리고 이 상실 경험으로 생긴 큰 구멍을 어떻게 막아야 할지에 대해 고민하게 된다. 불안은 현실적이고 말하기 힘든 상실을 반영하기 때문에 이런 경우의 불안은 적절한 반응이다. 애도의 과정만이 산산조각난 자기감을 천천히 안정시킬 수 있다.

상실의 종류는 불안의 형태에 영향을 미친다. 형제나 자매를 잃는 것은 살아 남은 사람에게 죄책감을 유발한다. 살아 남은 후 형제 또는 자매의 죽음만을 견뎌야 하는 것이 아니라, 이전에 가끔씩 상상하곤 했던 것(형제 자매를 죽이고자 하는 자연스러운 욕구)이 실제로 일어난 사실에 대해서도 스스로와 싸워나가야 한다. 이런 느낌은 처벌받아 마땅하다는 느낌, 또는 실제로 처벌의 역할을 하는 우울증으로 이어질 수 있다. 이 후에는 과도하게 책임감 있게 변함으로써 보상하려는 시도를 할 수도 있다. 부모의 죽음도 사람들이 치료를 받으러 오게 되는 계기가 되는데, 어떻게 살아나가야 할지 모르겠다는 느낌을 받기 때문이다. 연령과는 상관없이, 부모를 잃은 자녀는 심리적으로 아동기의 취약성과 부모를 간절히 필요로 하는 느낌을 재경험할 수 있다.

> ***비탄(grief)*** **:**
> 사랑하는 사람, 집, 자존감 등 무엇인가를 상실한 것에 대한 애도 과정.

비탄의 과정을 거치고 나면 잃어버린 부모나 형제자매를 떠나 보낼 수 있게 되고, 사랑하는 사람의 가장 소중했던 면을 자신의 성격 안에 통합시킴으로써 앞으로 나아갈 수 있다. 죽음, 상실, 이별의 불안은 파괴적이기도 하지만, 신비한 방법으로 심리적 성장을 고무하기도 한다.

Q47 의사가 내가 곧 죽을 것이라고 해요

자신이 곧 죽을 것이라는 말은 가장 비극적인 소식인데, 듣는 사람의 심리에 따라 여러 가지 반응이 나타날 수 있다. 전적인 분노와 당혹감에서부터 평정과 현생에서의 일을 마무리 지어야 겠다는 압박감까지 다양하다. 미치 앨봄(Mitch Albom)의 *모리와 함께 한 화요일*이나 Anatole Broyard의 *Intoxicated By My Illness*를 읽으면, 죽음을 앞둔 경험을 가능한 한 긍정적으로 만들 수 있을 것이며, 부정할 수 없는 임박한 상실과 타협하는데 도움이 될 것이다. 신체적, 정신적으로 건강한데 전이 암 때문에 곧 죽을 것이라는 사실을 안다는 것은 가장 이상한 경험일 수 있다.

나는 죽음을 눈 앞에 둔 당사자의 심리를 파악해서 당면한 요구에 초점을 맞추는 것이 무엇보다 중요하다고 믿는다. 죽음을 성공적으로 다루기 위한 교과서는 나와 있지 않다. 스스로가 발견해 나가야 한다. 나는 죽음을 앞둔 환사에게, 내가 낭신의 죽음은 노와줄 수 없지만 당신의 삶은 도와줄 수 있다고 말하곤 한다. 남은 시간 동안 당사자가 뭘 하기 원하는가? 어떤 일을 마무리 짓고 싶어하고 누구에게 작별 인사를 하고 싶어하는가? 인생의 종점을 맞이하는 것은 통제력의 상실 및 그 다음 단계를 알지 못한다는 느낌을 불러올 수 있다. 이 시점에서 정신과 의사와 상담하는 것은 값을 헤아릴 수 없을 정도로 소중한 경험이 될 것이다.

자신에게 한정된 시간이 남아 있다는 것을 깨닫게 되면 시간은 새로운 의미를 갖게 된다. 죽음이 가까워지고 신체적 증상이 나타나면, 호스피스 전문가의 도움을 받는 것이 신체적 불편감을, 그리고 어떻게 죽고 싶은지와 같은 중요한 문제를 다룸으로써 고통과 인생의 마무리와 관련된 눈 앞의 불안감을 줄여주도록 도와준다.

Q48 불안은 가족 내에서 어떻게 나타나나요?

가족 체계 내에서 가족 구성원들의 불안은 서로 반향 작용을 일으켜서 그 가족 고유의 불안 양상을 형성할 수 있다. 이런 식으로 한 세대의 불안이 다음 세대로 넘어갈 수 있다.

자녀들 중 하나가 병으로 죽어서 가족들에게 갑작스러운 상실 경험을 가져다 주었다고 생각해보자. 아버지는 자신이 어린 시절 누나를 잃었을 때의 애도 경험 또는 애도가 부족했던 경험을 떠올릴 수 있다. 이런 기억이 되살아나는 것은 해결되지 않은 슬픔 때문에 아버지를 불안의 소용돌이로 몰아넣을 수 있다. 이런 기억은 또한 잃어버린 자녀에 대한 갈망도 불러오며, 자녀의 죽음을 또 다시 겪게 되지 않을까 하는 두려움 때문에 자신의 아내와 다른 자녀들에게서부터 거리를 둘 수도 있다. 혹은 어린 시절 누나가 죽었을 때 자신의 아버지가 그랬던 것처럼 술로써 괴로움을 달래려 할 수도 있다. 어머니의 경우에는 자녀의 죽음을 자신의 디엔에이 탓으로 돌리며 병 때문에 죽은 자녀에 대한 죄책감을 느낄 수 있다. 또한 어머니도 상실의 느낌에서부터 스스로를 보호하기 위해 다른 자녀들에게 거리감을 둘 수도 있고, 남편이 자신에게서 멀어지는 것을 느끼며 이것에 대해 싸울 수도 있다. 가족 위계 질서의 위에 있는 부모들이 서로 멀어지게 되면 자녀와 부모 사이에도 거리가 생기게 마련이다. 자녀들은 이런 거리감 때문에 더욱 방임되고 사랑과 관심은 원하는 것보다 적게 받게 되기 때문에 불안해진다.

홀로코스트 생존자들의 예도 한 세대의 외상이 어떻게 다음 세대로 전달될 수 있는지를 보여준다. 형언하기 어려운 고의적 근절, 폭력, 파괴를 실제로 경험한 세대는 그 상처가 평생 남을 수 있다. 생리학적으로는 살아 남았지만, 그들에게 세상은 더 이상 안전한 곳으로 느껴지지 않는다. 이런 생각은 자신의 가장 큰 보물인 자녀를 양육하고 보호하는 방식에도 영향을 미친다. 끊임없는 두려움, 불안, 편집증이 의식적이든 무의식적이든, 말로 표현되든 그렇지 않든지 간에 자녀 양육의 많은 부분에 영향을 미지는 것이다. 가족 중 누군가를 잃지 않을까 하는 두려움은 가족 간의 유대 관계를 더 끈끈히 해준다. 부모들은 자녀들을 보호한답시고 이런 끊임 없는 두려움을 나타내지만, 성인이 된 자녀들은 현실적이라고 믿었던 이 두려움에서 회복하는데 평생이 걸린다고 한다. 이런 두려움은 자녀가 집을 떠나 자신의 방식으로 세상을 탐험하거나, 자신과 다른 인종적 또는 종교적 배경의 사람과 결혼하거나, 부모의 권위에 도전하고 싶어하는 자신의 바람이 다른 가족들에게 실제 해를 끼치는 것처럼 느끼게 만든다. 이런 행동은 한편 가족 구성원들에게 가족을 잃지는 않을까 하는 두려움을 느끼게 만들고, 따라서 이 자녀의 행동을 실제로 해로운 것으로 받아들이게 만든다.

■ 셀마의 이야기:

치료 초반 그음, 나는 스스로를 비난하는 강렬한 연설을 늘어놓았다. 또한 내 남편에 대해, 그리고 우리가 빠듯한 경제적 상황을 잘 관리하지 못하는 것에 대해서도 불만을 토해냈다. 긴 연설을 끝낸 후, 나는 치료자에게 마치 내가 내

어머니처럼 말하고 있다고 이야기했다. 그렇지만 폭발적으로 이야기를 쏟아 놓음으로써 정당화되었다는 기분보다는, 내 가혹한 현실에 대해 더 비참한 기분이 든다는 이야기도 했다. 나는 치료자가 비판을 이어나가거나 적어도 내가 말한 것의 핵심적인 부분들에 대해 반응할 것이라고 예상했다.

하지만 나의 기대와는 다르게, 치료자는 이렇게 말했다. "당신이 그걸 스스로 알아냈다니 다행이예요." 나는 치료자의 이 말이 바보같다는 생각이 들었다. 내가 실컷 우리가 함께 다루어 볼 수 있는, 내가 화나는 부분들을 다 꺼내 놓았는데, 이게 다 무슨 소용이었던가? 하지만 항상 그래 왔듯이, 나는 치료자의 말에 대해 곰곰이 생각해 보았다. 할 수만 있다면 온 세상이라도 내게 가져다 줄 남편에게 내가 얼마나 못되고 생각 없이 대했는지를 치료자에게 공개한 것이었는데, 나의 치료자는 그 사실을 확인시켜 주기보다는, 내가 다른 사람들은 놓칠 수도 있는 부분을 스스로 깨달았다는 점에 대해서 나를 칭찬하기로 선택한 것이었다. 이렇게 자그맣게 시작된 자기 존중은, 오랜 시간에 걸쳐 조금씩, 내가 내 인생의 사건들에 대해 얼마나 자주 어머니의 목소리를 빌려 반응하는지를 깨닫게 해주었다. 또한 내 스스로가 어머니는 이런 사람이다라고 여겼던 것을 얼마나 붙들고 있었는지, 그리고 실제로는 그녀의 전인격을 대표하지 않았던 그녀의 순교자와 같은 면에 집착하고 있었는지도 깨닫게 해주었다.

현실 속의 내 삶은 매우 달랐기 때문에 나의 내적 반응과 자기 비난은 완전히 부적절한 것이었다. 심한 절망감이 들 때마다 나는 자기 연민 속에서 어머니처럼 행동하곤 했다. 내 치료자는 드문드문 "희망적인 것은 당신은 당신의 어머니보다 더 나은 삶을 살 수 있다는 것이죠", 또는 "당신은 어머니와 함께 살 수 없었고, 어머니 없이도 살 수 없었어요"라고 말하곤 했다. 때가 차자, 나는 그것이 무슨 뜻인지 알 수 있었다. 처음에는 지나고 나서 되돌아 보며 느낄 수 있었고, 이후에는 불안을 느끼는 그 순간 그것을 내 입 속에 담아둘 수 있게 되었는데, 이것은 눈에 띄는 발전이었고 기적과도 같은 일이었다. 내 의견을 뱉어내지 않고 참은 후 시간을 두고 회복된 다음에, 남편과 아이들에게 적절히 말할 수 있게 되었다.

나는 이 모든 것이 어머니의 책임이 아니라는 것을 안다. 매우 길다고 느껴졌던 시간이 지난 후, 심지어 나는 어머니의 진퇴양난을 이해하고 공감까지 하게 되었다. 어머니가 하셨듯이 나를 사랑하셨던 것에 대해 감사한 마음이 들었다. 이런 변화는 너무나 커서, 어머니가 90세 되던 해에는—그 당시 어머니는 과부가 된 상태였고 친구들도 하나 둘 씩 떠나가고 있었다—내가 사는 도시로 이사오실 것을 강하게 권하기까지 했다. 어머니를 몇 킬로미터 떨어진 곳에 있는 요양원에 모셔오고, 어머니의 일상을 우리 가족의 삶에 접합시켰다. 나는 어머니가 그렇게 행복해하시는 것을 그 전 몇 년 동안 본 적이 없었다. 나는 어머니가 뇌졸중으로 쓰러지셨을 때 우리 집 가까이 모셔왔고, 돌아가시기 전 2년 동안 매일 방문하여 돌보아 드렸다. 나는 그 요양원의 직원들과 친해졌는데, 그 분들은 우리의 사랑에 대해서, 그리고 가족들의 방문이 뜸한 다른 분들이 얼마나 외로워하는지에 대해서 말해주었다. 어머니가 돌아가셨을 때, 나는 어머니의 이름으로 정신분석 새난에 기부금을 낼 수 있도록 요청했다. 내가 이 분석치료를 받지 않았다면, 그 몇 년 동안 이렇게 건강한 방식의 일들이 일어날 수 없었다는 사실을 알기 때문이었다. 분석을 받으면서 나는 내 자신이 되어 있었고, 어머니를 나의 어머니라는 이유로 사랑할 수 있게 되었다. 이게 다 내 정신분석가 선생님 덕분이라고 나는 굳게 믿는다.

이 모든 것이 불안과는 어떤 상관이 있는가? 나에게 최고로 불안했던 시기는 모든 것이 실패로 돌아가버릴 것이라고 굳게 믿었던 때였다. 돌이켜 보면, 내가 할 수 없을 것이라고 느꼈던 때가 바로 내가 나아지고 있을 때였던 것을 알 수 있다. 나는 어머니가 쓰던 단어를 사용하는 것을 중단하였고, 어머니가 나에 대해 생각하는 방식이라고 여겨졌던 방식으로 스스로를 바라보기를 중단하였다. 나는 내 안의 목소리를 찾으려고 노력했다. 하지만 그걸 어떻게 해야 할지 알지 못했고, 내가 가지고 있는 자원에 대해서도 거의 신뢰하지 못했다. 하지만 결국 성공했다. 그리고 이와 더불어 나의 불안은 눈에 띄게 사라졌다.

Q49 아동과 청소년들에게서는 불안이 어떻게 나타나나요?

이 책은 주로 성인들이 경험하는 불안 현상에 대해 다룬다. 하지만 아동들도 어른들과 똑같이, 또는 더 많이 불안을 경험한다. 결국 성인기의 불안은 아동기에 그 뿌리가 있는 것이다. 자녀가 불안하다는 사실을 부모에게 암시하는 아동의 행동에는 다음과 같은 것들이 있다. 우는 행동, 부모와 떨어지거나 학교에 가는 것을 어려워하는 것, 잠들기 두려워하는 것, 자다가 소변 실수하는 것, 걸상에 제대로 앉아 있지 못하는 것, 동물 학대, 불장난, 시설 파괴, 이상한 성적 호기심 또는 행동, 이상한 섭식 행동, 몸무게나 외모에 대한 유별나거나 새로운 집착, 아니면 단순히 스스로에 대해 좋게 느끼지 않는다고 말하거나 특정 상황에서 긴장된다고 말하는 것. 청소년기에도 유사한 형태의 다양한 불안이 나타날 수 있다. 불안은 문란한 성생활, 약물 남용, 위협적이거나 난폭한 행동, 저조한 학업 수행, 사회적 장면에서 수줍어하고 내성적인 태도 등에 의해 가려지곤 한다.

이전 세대에 비해 요즘 세대의 아이들이 더 또는 덜 불안한지를 살펴보는 것은 의미 있는 일이다. 현 시대의 자녀들이 여름 캠프에 가서 항우울제를 타기 위해 약국에 줄을 서야 하는 현실은 그들이 무엇인가에 대해 몹시 불안하다는 것을 암시한다. 아이들은 가족들이 가장 소홀히 대하기 쉬운 집단이다. 너무나 많은 시간과 지도를 요하는 아이들의 자연스럽고 일상적인 필요를 채워줘야 한다는 사실은 간과하기가 매우 쉽다. 아이들에게 이런 지지를 제공해주지 못하면 진정한 공허감을 남기게 되고, 그러면 아이들은 스스로 지각하는 결함을 학대적 관계, 술, 과도한 성취 등으로 채우려 시도하게 된다. 만약 당신의 아동기 또는 청소년기 자녀가 그게 어떤 종류이든지 간에 불안한 것 같다면, 참고할 수 있는 자료들이 많이 있다. 이 책의 뒤에는 아동과 청소년을 위한 두 가지 척도가 나와 있다. 참고 문헌에는 관련 서적과 전문적인 심리 검사에 대한 자료들이 소개되어있다. 조부모의 참여, 학교 프로그램의 개별지도 선생님, 그리고 다른 사람들의 적극적인 참여가 모두 기적을 불러 올 수 있다. 우선적으로 해야 할 것은 신뢰할 수 있는 전문가를 찾아가 상담을 받는 것이다.

Q50 알코올은 불안과 어떤 관련이 있나요?

불안과 관련된 알코올 문제는 그 주제 하나만으로도 할 이야기가 너무 많다. 우리 문화에서 술은 너무나 많이 소비되고 남용되는 물질일 뿐만 아니라, 사회적으로도 충분히 관용되기 때문에 올림픽이나 슈퍼볼 광고에까지 등장한다. 술은 사회적 상황에서 분위기를 부드럽게 해주고, 서양 문화에서는 데이트를 준비하거나 전문적인 프레젠테이션을 하거나 직장 행사에의 참여를 쉽게 만들기 위해서, 또는 성관계를 가지기 전에도 사용된다. 술을 마시는 것이 당신의 기분을 나아지게 만든다면, 당신은 불안이 있을 가능성이 높다. 환자들은 흔히 술을 마시면 마음이 가라앉고 창의성이 증가하고 내면으로 완전함을 느끼게 된다고 보고한다. 사람들은 또한 술을 마시면 최상의 느낌–매력적이고, 완전하고, 성적 매력이 있고, 사랑 받고, 살아 있다는 느낌–을 갖게 된다고 한다. 어떤 이유에서든지 당신이 술을 너무 많이 마신다고 생각되거나, 다른 사람들이 당신의 음주 생활에 대해 물어보는 것이 짜증나거나, 술을 줄이려는 시도를 혼자서 해봤거나, 아침에 일어난 지 얼마되지도 않아서 술을 마신다면, 알코올 의존증일 가능성이 높으며, 정신건강 전분가에게 상담 받는 것이 도움이 될 것이다. 알코올이 즉각적으로는 불안을 사라지게 할 수 있지만, 만성적인 음주 및 금단은 장기적으로는 당신을 더 심히 불안하게 만들 수 있다.

Q51 약물과 불안은 어떤 관련이 있나요?

미국 사회에서 사용되고 남용되고 있는 약물의 종류는 너무나 많기 때문에, 여기에서는 몇 가지 종류에 대해서만 이야기하겠다. 흔한 약물로는 마리화나, 코카인, 헤로인, 처방된 아편, 엑스터시가 있는데, 이런 약물은 술 다음으로 불안을 다루기 위해 흔히 남용되는 것으로 보인다.

마리화나는 미국뿐 아니라 다른 문화권의 역사 속에서도 사람들을 옭아매는 불안의 쇠사슬로부터 자유롭게 하기 위한 치료약제로 사용되어 왔다. 많은 사람들이 마리화나를 하면 더 자유롭게 느낀다고 한다. 마리화나는 또한(집단에 소속하고 싶어하는 청소년들이 흔히 보고하는 현상인) 자신이 원하는 대로 무엇이든지 할 수 있다는 느낌과 반항심을 불러 일으키기도 한다. 마리화나는 사람들이 사회적 상황에서 자신의 내면이 받아들여지는 것처럼 느끼게 해주는데, 이런 현상은 결국 불안 장애의 기본 역동, 즉 불안에 수반되는 수치심이 견디기 힘들다는 것을 보여준다.

코카인도 비슷한 효과가 있다. 외상후 스트레스 장애 또는 우울증에서 비롯된 불안으로 힘들어 하는 사람들은 코카인을 사용하면 밤을 세울 기력이 생겨서 친구나 사랑하는 사람들과 과거에 있었던 일을 이야기하고, 그 순간에는 친밀감을 느낀다고 보고한다. 코카인을 사용하면 안정감, 친밀감, 그리고 기운이 넘쳐나는 것 같은 거짓된 느낌을 가져다 준다. 우울증이 있는 사람들이 흔히 코카인을 사용하곤 한다.

헤로인 및 처방된 아편은 인터넷 상의 가짜 의사들로부터 누구나 적정한 가격에 쉽게 구매할 수 있다. 이런 약물은 분노 불안이 있는 사람들에게 도움이 된다. 내 경험에 의하면, 아편제를 가장 많이 남용하는 환자들은 분노와 관련된 주된 문제가 있는 사람들인데, 이런 사람들은 분노의 파괴적인 본질 때문에 자신이 사랑받을 만하지 않고 가치없다고 느낀다. 헤로인 중독자들을 치료하는 내 동료 중 한 사람은, 그녀가 치료한 아편 중독자들 중 85%가 성적 학대를 당한 경험이 있다고 말했다. 이 환자들은 사랑에 대한 욕구를 충족시킬 수 있는 방법을 찾아보거나 만들어내지만, 그 시도가 인간적인 접촉은 전혀 없는 약물을 통해 이루어지는 것이다.

아마도 가장 흔히 남용되는 불안 약물은 '사랑 약'이라고도 알려져 있는 엑스터시일 것이다. 환자들 중 파티나 밤의 레이브파티에서 엑스터시를 사용해 본 사람들은 절대적인 도취감, 사랑, 소속감, 유대감의 느낌을 보고한다. 이 약물을 복용하면 서로 만지고 사랑하고, 서로의 성기를 바라보는 것에 내해 안전하게 느끼며 세상에서 더 없는 기쁨, 아기와 같은 안전감을 느낀다. 엑스터시가 즉각적인 효과를 내며 불안감을 사라지게 한다는 보고는 세로토닌이 불안의 치료에 미치는 효과와도 일치한다. 엑스터시는 세로토닌을 급격히 증가시킴으로써 즉각적인 안도감을 가져다 준다. 세로토닌 계 약물은 몇 주에 거쳐 비슷한 효과를 내기는 하지만 덜 강렬한 효과를 보인다. 많은 종류의 약물의 긍정적인 효과가 그렇듯이, 엑스터시가 느끼게 해주는 친밀감은 인위적이라는 사실을 기억해야 한다. 실제로 사람들은 자신들이 사랑하고 정서적으로 교류하고 있다고 느끼는 동안 성병에 감염되거나 나중에 후회할 상대와 잠자리에 들 수 있다. 어떤 사람들은 엑스터시를 남용한 후 이빨을 갈거나 고열이 나거나 바지에 실수 하거나, 또는 부작용으로 병원에 실려 가기도 하는데, 이 중 어떤 것도 그리 바람직하거나 사랑스러워 보이지 않는다.

52 불안과 우울은 어떤 관련이 있나요?

불안감을 호소하며 찾아오는 사람들 중 많은 사람들이 심한 우울증을 갖고 있다. 그들의 마음은 나쁜 일이 일어나지 않을까 하는 두려움으로 꽉 차 있고, 자신이 미치는 것이 아닌가, 혼자 내버려지는 것이 아닌가, 자신이나 가족들에게 나쁜 일이 생기지 않을까, 앞으로 가족들을 돌보지 못하게 되는 것이 아닌가, 자신의 삶에서 기능하고 잘 살아나가지 못하는 것이 아닌가, 참을 수 없는 정신적 고통을 느끼게 되는 것이 아닌가 등의 두려움을 느낄 수 있다.

우울증을 간단히 설명하고 넘어가자. 주로 2주 이상 지속되는 우울증은 흥미와 성적 욕구의 저하, 과도한 **반추** 또는 죄책감, 무기력감, 침체된 기분, 우울감, 슬픔, 집중 곤란, 식욕 저하, 음식 섭취량 감소, 무력감, 답답함, 자살 생각, 의욕 저하 등의 증상을 포함한다. 삶이 더 이상 보람되게 느껴지지 않거나 살만한 가치가 없는 것처럼 느껴지기도 한다. 우울증에 동반되는 가장 흔한 요소 중 하나가 불안감이라는 것은 놀랄만한 사실이 아니다. 이 연관성에 대해서는 여러 가지 해석이 있으며, 임상적으로도 주목 받고 있다. 보통은 실제 삶에서, 아니면 그 사람이 지각하기에 상실 경험 또는 슬픈 사건이 있었던 경우가 흔하다. 이런 손상은 우울감을 촉발한다. 자신이 바라는 상태를 얻지 못하는 것은 이상적이지 않게 느껴지며, 이 이상적인 상태의 상실은 우울증의 문을 열어 젖힌다.

반추(rumination):
뚜렷한 이득 없이, 그리고 다른 생각들은 배제될 정도로 마음 속의 한가지 생각을 곱씹는 것.

우울증에서 나타나는 불안은 무망감에 대한 당혹감으로 깊어질 수 있고, 일순간의 결정으로 불안을 충동적으로 감소시켜 보려는 행동을 유발할 수도 있다. 즉각적으로는 이런 급박한 시도가 안도감을 가져다 주는 것처럼 보이지만, 장기적으로는 더 많은 심리적 고통을 낳는다. 예를 들어, 미래의 테러 공격에 대해 급성으로 불안한 한 환자가 가족이 함께 살고 있는 아파트에서 짐을 싸고, 배우자를 떠나고, 가족들을 시골로 대피시킨다고 하자. 이 사람은 자신의 심리적 고통이 도시에만 국한되는 것이라고 생각하지만, 정작 시골로 간 후에도 치료되지 않은 우울증 때문에 더 많은 불안 증상을 경험할 수 있다. 이제는 마을의 수도관이 오염될 것이라고 불안해하거나 시골이 테러 공격을 당하면 어떻게 하나라는 생각에 집착하게 된다. 이런 충동적인 경향은 의사가 조울증을 의심해보게 만든다. 하지만 이런 행동을 동반하는 계획들은 치료되지 않은 우울증에서 비롯된 불안 때문에 나타나는 경우도 흔하다. 불안은 오늘날 더 큰 임상적 장면 속의 중요한 부분이다. 이 예의 환자는 이제는 이전만큼이나 당혹감을 느끼게 되는데, 이전에 이웃 사회에서 친밀했던 사회적 자원과 공동체조자 없이 고립되어 있기 때문이다. 이 예는 치료를 받지 않으면 어떻게 악순환이 나타날 수 있는지를 보여준다.

나는 이 특정한 종류의 불안이 자기 내면의 질문을 반영한다고 생각한다. 자신의 이상적인 자기감을 되찾을 수 있을 것인가? 불안은 이런 집착의 회로기판 역할을 한다. 해고당한 후의 내적 불안은 "내가 이전에 했던 것처럼 일하면서 직업을 유지해 나갈 수 있을까?"인데, 초기의 이런 걱정은 점차 불안으로 커질 수 있다. 그러면 그 개인은 취약해지고, 만약 이 상태에서 치료받지 못하면 더 심각한 우울증으로 발전할 수 있다. 우울증을 치료받으면 불안도 함께 줄어든다는 것은 놀랄만한 일이 아니다.

■ 릭의 이야기:

한 증상이 어디에서 시작되어 어디에서 끝나는지는 그 증상을 경험하는 사람도 말하기 쉽지 않다. 적어도 나에게는 쉽지 않으며, 다른 많은 사람들에게도 그럴 것이라고 생각한다. 나는 내 우울한 경향이 무기력, 슬픔, 인생의 즐거움

이 없는 것, 매우 외롭고 아무도 관심을 안가져 준다는 느낌을 아우르는 것으로 본다. 나에게 불안이란 훨씬 더 초조하고 안절부절 못하는 느낌이다. 우울한 느낌보다는 더 살아 있고 적극적이지만, 다소 불편한 방식으로 그러하다. 아마도 내 우울증은 '고통'과 비슷하고 불안은 '가려움'과 비슷하며 내 강박장애는 '그 가려운 부분을 긁으려 하는 시도'와 같다고 말하는 것이 적절할 듯 하다.

Q53 *자살 불안이란 무엇인가요?*

자살은 매우 복잡한 정신과적 현상이다. 내 의견에 자살은 다음의 다섯 가지 범주로 구분될 수 있다. 첫 번째 범주는 음주 등으로 충동 조절 및 억제 능력이 저하되어 자신의 삶에서 느끼고 있던 고통을 없애버리려고 충동적으로 자살하는 경우이다. 이런 경우 불안은 극심한 정신적 고통과 그 고통을 없애고 싶은 바람과 관련된다. 근친상간이나 감당할 수 없는 외상의 생존자, 또는 인생 말기의 환자들이 언젠가는 행동화될 위험이 있는 무망감과 무가치감의 공상과 싸우는 예이다.

두 번째 범주는 자신이 정신증적이 되어 가고 있거나 현실감을 잃어가고 있다고 어느 정도 인식하고 있는 경우이다. 이런 환자들은 자신의 마음이 분열되는 경험을 몹시 불편해 하는데, 특히 자신이 무엇을 잃어가고 있는지를 인식하는 경우 불편감이 더욱 심하다. 이런 환자들이 자살을 하는 경우는 드물지 않게 일어난다. 이런 경우의 불안은 회복될 수 없는 파괴나 분열의 느낌이다. 이 당혹감을 없애기 위해 이런 상태에 있는 환자들이 충동적으로 지붕에서 또는 창 밖으로 또는 다리에서 뛰어내리는 경우가 있다.

세 번째 범주는 만성적인 자살 환자의 경우이다. 이런 사람들은 수년 동안 자살에 대해 생각하면서 자살 생각과 느낌을 비밀로 유지한다. 마치 고통스러운 인생의 덫에 빠져 있는 것처럼 느끼기 때문에 자살 사고가 탈출구처럼 여겨지고 고통 및 종속된 것만 같은 인생에서 도망칠 수 있는 수단으로 여겨진다. 이런 사람은 어느 날 갑자기 표면 상 알 수 없는 이유로 자신의 공상을 현실로 옮기기로 결정할 수 있다.

네 번째 범주는 주요 우울증이 걸린 경우이다. 다시는 결코 깨어나고 싶지 않은 바람, 안전한 무망감, 자신의 삶을 더 이어간다는 것을 상상조차 할 수 없는 증상들이 있을 수 있다. 이런 환자들은 자살하고 싶은 충동적인 압박감이 생길 수 있으며, 이런 상황의 불안은 이겨내기 힘들 정도로 고통스럽다는 점에서 **정신증**의 불안과 비슷하다. 하지만, 이 경우 불안은 왜곡된 사고를 포함한다. 금문교에서 뛰어내렸지만 기적적으로 살아난 사람들은 자신이 뛰어내린 순간 '실수하고 있구나'라는 생각이 들었다고 말한다.

> **정신증(psychosis) :** 현실이 심각히 왜곡된 사고 상태.

마지막 범주는 나쁜 소식, 예를 들면 자신의 의학적 질병이 악화되거나 진전되었다는 소식을 접한 경우이다. 이런 환자들은 그 순간 느끼는 견디기 힘든 고통과 불안을 없애기 위해 자살을 생각하게 된다.

임상 장면에서 깨닫게 되는 한 가지 사실은 자살하고 싶다고 말하는 환자들은 적어도 자살에 대해 양가적인 감정을 가지고 있다는 것이다. 그런 사람들은 적어도 치료진이 개입할 여지를 남겨준다. 하지만 자살하고 싶은 생각에 대해 부끄러워하며 말하지 못하는 사람들은 다른 사람들이 어떻게든 개입할 기회를 가져보기 전에 뛰어내리거나 스스로를 총으로 쏘아 버릴 수 있다.

불안은 이런 모든 종류의 자살에 핵심적이다. 불안을 심각하게 생각하고 적절한 치료를 받는 것이 자살을 막을 수 있다. 만약 당신이 급박한 상황이라면, 119나 1588-9191, 1577-0199 등에 전화해서 상담받는 방법이 있다. 도움은 항상 당신 곁에 있으며, 자살하는 것 말고도 다른 방법들이 항상 있다는 것을 명심하라.

Q54 정신증의 불안은 무엇인가요?

일반적으로 말하면, 정신증은 현실 검증력을 상실하는 것이고, 정확히 말하자면, 사고 장애 또는 사고의 문제이다. 이런 종류의 사고 변화는 상당한 상실감 때문에 대면하기가 가장 어려운 불안 중 하나이다. 정신증적 과정은 일시적이거나 장기적일 수 있다. 약물 남용, 약물 복용으로 인한 급성 섬망, 감염이나 새로 발병된 종양 등 의학적 상태는 일시적으로 정신증을 일으킬 수 있으며, 우울증이나 조울증과 같은 기분장애가 악화되는 과정에서도 정신증이 나타날 수 있다. 때로는 심각한 강박장애나 섭식 장애에서처럼 불안 자체가 정신증적 특징을 나타낼 수도 있다. 마지막으로, 정신분열병이나 분열정동장애처럼 더 일차적인 사고 장애에서의 정신증이 있다. 이런 경험은 통제력을 완전히 잃어버리고 산산조각나는 느낌, 극심한 절망감 또는 허무감으로 흔히 묘사된다. 이런 불안은 약물 복용이나 입원과 같이 구조화된 개입을 통해 상당부분 완화될 수 있다.

Q55 내 외모에 대한 생각이 끊이지 않아요

신체 이형증은 자신의 신체 중 특정 부분이 이상하다는 느낌이 있는 것이다. 자신의 코가 너무 크거나 작다는 느낌, 너무 뚱뚱하거나 말랐다는 느낌, 다리 길이가 적절한 길이나 두께가 아니라는 느낌, 자신의 성기가 충분히 크지 않거나 가슴이 너무 작다는 느낌 등에 대한 집착이 나타날 수 있다. 이런 자기 지각은 미국 문화의 과도하게 이상적인 기준과 대조되었을 때, 수많은 미국 사람들이 성형 수술에 대한 **강박적 사고**를 갖게 만든다. 여기에서의 문제는 몸 자체에 대한 것이 아니라 자신의 마음이 몸을 지각하는 방식이다. 자신의 신체 일부가 결함이 있다고 여겨지는 이 증상은 자신 또는 세상의 안전성에 결함이 있다는 느낌을 담아두는 저장소의 역할을 한다. 예를 들어, 뚱뚱한 것 자체와 자신이 뚱뚱한 것이 혐오스럽다고 생각하는 사람은 의식적, 무의식적 수준에서 자기 자신이 혐오스럽다고 자주 느낀다.

신체 이형증(dysmorphia) : 지신의 몸이 (또는 몸의 일부가) 실제보다 훨씬 더 추하게 보인다는 생각.

강박적 사고(obsession) : 비합리적이란 것을 알지만 없애기 어려운 반복적이고 침투적인 생각.

신체 이형증 환자들은 자신이 지각하는 결함만 보완되면 성격적으로도 완전해질 것이라고 착각한다. 하지만 성형 수술을 통해 코를 고쳐도 또 다시 새로운 부위의 결점을 찾아내어 관심을 쏟게 되며, 이 강박적인 양상이 비난의 경험을 유지시키고 부정적인 자기가치감을 강화시킨다. 가장 흔한 시나리오는 거울 속에 비친 자신을 바라보는 여성이 자신이 말랐는지 뚱뚱한지 말할 수 없는 것이다. 체충계로 몸무게를 재봐야지만 자신이 어떤지를 알 수 있는 것은 그녀의 정서적 무감각을 반영한다. 자신이 말랐는지 뚱뚱한지 알 수 없기 때문에, 자신이 행복한지, 슬픈지, 불안한지, 우울한지, 흥분되었는지도 알 수 없는 것이다. 이런 강박 관념은 자신이 나쁘고 결함이 있다는 느낌을 유지시키고 그 느낌을 곱씹어 보게 만든다. 이렇게 악순환이 반복되는 것이다.

56 불안은 몸과 마음을 연결시키나요?

몸과 마음은 복잡한 방식으로 상호작용하며 몸과 뇌는 반드시 함께 작용하는데, 이는 신체화라는 현상을 통해서도 알 수 있다. 불안도 이 상호작용에서 예외가 될 수 없다. 신경생물학적으로, 불안 체계는 시상하부와 뇌하수체라는 핵심적인 부위를 통해 뇌의 다른 부분들과 연결되어 있다. 불안을 느끼면, 이 부위들은 콜티솔, 에피네프린, 노르에피네프린 등과 같은 여러 종류의 호르몬을 몸 안에 분비한다. 이 호르몬들은 미주 신경을 통해 아래로 내려가면서 모든 주요 기관계를 거친다: 머리(두통), 목소리(고음의 목소리), 턱(**측두하악관절**, 이빨 갈기), 폐(숨 참), 심장(가슴 두근거림), 장(설사, 변비, 메스꺼움 및 구토), 등(통증), 사지(떨림), 말초 신경계(땀 흘림과 몸을 떪) 등. 어떤 사람들의 경우 불안을 느낄 때 뇌가 이 정서적 감각을 메스꺼움, 통증, 감각 상실, 자궁 수축, 두드러기의 신체적 경험으로 전환한다. 이런 식의 처리는 몸이 불안을 나타내는 방법 중 하나이다. 이런 경우 환자들은 실제로 신체적인 고통을 경험하기 때문에 자신의 근본 문제가 불안이라는 것을 믿기 어려워하기도 한다.

> ***측두하악관절(TMJ: Temporomandibular joint)*** : 턱과 두개골을 연결하는 관절.

주된 내과적 원인을 모두 배제한 후 정신과의사에게 의뢰하여 개인력을 조사하다 보면 몸과 마음 간의 연관성을 밝혀낼 수 있으며, 이런 신체적 증상의 발현과 관련된 정신적 요소를 다룰 수 있다. 신체적 불편감은 과거의 신체적 또는 정서적 경험을 기억하는 특이한 방법일 수 있다. 예를 들어, 어린 시절 천식이 있었던 한 남성은 어머니의 기일에 천식 발작을 경험할 수 있다. 어머니의 죽음을 기억하고 기념하는 방법으로써 숨가빠하는 것이 우는 것보다는 정서적으로 더 수용될만한 방법이기 때문이다. 전환장애의 전형적인 예로, 상사에게 주먹을 날리고 싶을 때 오른팔의 마비를 경험하는 것, 라오스의 여성들이 자신의 가족의 대학살을 목격한 후 시신경과 망막의 기능이 정상임에도 불구하고 평생 동안 앞을 보지 못하는 것 등이 있다.

Q57 일반적인 통증, 요통, 과민성 대장 증후군에서 불안은 어떻게 나타나나요?

통증은 심리적, 생리적 원인 모두 관여되는 매우 주관적인 증상이다. 요통과 그 밖의 수많은 예가 통증이 얼마나 다양한 이유에 의한 것인지를 잘 보여준다. 통증을 경험했거나 통증 분야에서 일해본 사람은 통증이 조직 병리학 수준에서만 일어나지 않는다는 것을 잘 안다. 예를 들어, 100명의 환자의 척추 **자기 공명 촬영** 사진 등의 객관적인 결과를 가지고 그 사람이 느끼는 고통의 수준을 추론하는 것은 불가능하다. 마찬가지로, 구역질은 불안을 억제하는 방법일 수 있다. 구역이 실제 구토로 이어지는 경우는 흔치 않지만, 통제력을 잃는 것에 대한 두려움과 구역 자체에서 오는 고통과 염려는 상당하다. 이런 경우 심리치료에서 통증의 어떤 요소가 불안으로 인한 것인지를 다루게 되는데, 한 예로 요통 환자들이 자신의 분노를 명확히 알게 되면 요통이 줄어드는 경우가 있다. 생리통이 심했던 환자들 중 6개월간의 심리치료를 받고 난 후에 생리통 자체는 여전히 남아있지만 이전보다 덜 괴롭다고 느끼는 경우도 있다.

과민성 대장 증후군은 특별한 위장 병리 없이 다양한 위장 증상을 경험하는 것으로, 수위에서 흔히 볼 수 있다. 증상은 통증, 더부룩함, 심한 복통, 변비, 설사 등이 있다. 흥미롭게도, 과민성 대장 증후군으로 진단받은 환자들은 실제 조직 수준에서도 비

자기 공명 촬영(MRI: Magnetic resonance imaging) :
뇌와 같이 신체의 일부가 컴퓨터 단층 촬영(CAT) 스캔에서보다 훨씬 더 자세히 나타나는 영상법.

과민성 대장 증후군(IBS: Irritable bowel syndrome) :
흔히 불안과 관련되고 여성에게서 더 흔한 증상의 집합으로, 뚜렷한 의학적 이유 없이 복통, 변비, 설사, 그리고 다른 위장 문제 등이 나타남.

정상적인 뉴런의 기능으로 인해 장의 과활동이나 저활동이 있는 경우가 있다. 하지만, 대장성 과민 증후군 환자들과 임상가들은 불안이 장과 분명한 관련이 있다는 사실을 안다.

위장 신경계는 뇌와 척수를 포함하는 중추신경계에 비해 신경 세포가 3분의 1정도이다. 뇌의 화학 물질 중의 하나인 세로토닌은 신체가 불안을 조절하는데 있어 핵심적인데, 이 세로토닌이 위장의 기능에도 주요 역할을 한다. 따라서, 불안 및 불안을 조절하는 화학물질이 생리학적으로 위장 기능에도 중요한 영향을 미치는 데는 합당한 이유가 있는 것이다. 과민성 대장 증후군 환자는 불안과 장 기능 간에 연관성이 있다고 말할 것이다. 어떤 환자들은 스트레스를 받으면 급성 변비가 생긴다고 말하고, 어떤 사람들은 설사를 참을 수 없다고 보고하기도 한다. 위장병학 의사를 만나면 특정 약물을 추가로 복용하거나 식습관을 바꾸는 것 등과 같은 여러 방법을 시도해 볼 수 있다. 하지만 과민성 대장 증후군 환자는 최소한 정신과 의사를 만나서 정신과적, 그리고 심리치료적 관점에서의 치료적 소견을 들어봐야 한다. 세로토닌 수용체 억제계 약물은 불안뿐 아니라 변비도 치료할 수 있고, 삼환계 항우울제는 설사와 불안 모두에 도움이 될 수 있다.

Q58 불안이 현실감을 흐릴 수도 있나요?

'해리'라고 흔히 알려져 있는 것처럼, 감당하기 힘든 불안은 시간 감각을 상실하게 만들고 자신의 인격을 상실한 듯한 느낌을 촉진할 수 있다. 보통은 이런 일이 있은 후에야 그 사실을 깨닫게 된다. 예를 들어, 지하철 세 정거장을 지난 후, 세 정거장 전에 내렸어야 한다는 사실을 인식하는 것이다. 또 다른 예는 친구들과 모두 함께 즐겼던 모임에 대한 이야기를 친구는 이야기하지만, 자신은 그날 있었던 일에 대한 의식적인 기억이 전혀 없는 경우이다. 또 다른 예는 대화 도중 마치 자신이 대화하고 있는 것을 내려다 보고 있는 사람의 입장에서처럼 이야기하는 것이다. 해리는 감당하기 힘든 불안에 대한 반응 중 하나이다. 그 순간 일어나고 있는 실제 상황에서 의식적인 마음을 잠시 떨어뜨려 놓는 것이다. 이 책략은 방임 또는 학대로 고통 받는 아이가 생존할 수 있게 해주는 도구이다. 그 아이는 학대 받는 동안 마치 자신은 옆에서 그 광경을 바라보고 있고 학대가 자신이 아닌 다른 사람에게 일어나고 있다는 신념을 발전시킬 수 있다. 이런 해리의 순간은 치료 회기 내에서도, 치료 외 상황에서도 일어날 수 있다. 어쨌든, 이런 해리를 촉진하는 요소는 불안이다. 불안이 나타날 때마다 그 불안이 무엇인지 탐색하고 구분해 내는 작업은 점차 해리의 필요성을 줄여나갈 수 있다. 이런 작업은 또한 환자가 의식적으로 느끼는 경험과 당혹감과 밀접히 연결되어 있으면서 무의식적으로 묻혀있는 고통스러운 정서적 기억에 접근할 수 있게 해준다는 면에서 중요하다.

해리의 가장 심한 예는 해리성 둔주나 해리성 정체감 장애(이전에는 다중인격 장애라고 불림)이다. 신문에 다음과 같은 기사가 실린 것을 본 적이 있을 것이다. 한 남자가 자신이 의식적으로 기억할 수 있는 순간으로부터 3주가 지난 후 갑자기 병원에서 눈을 뜨게 된다. 그는 기억에 없는 그 기간 동안 새로운 신분을 만들어 내서 군사 훈련을 받았던 주(州)로 되돌아갔고, 그 곳의 군사 기지에서 다시 훈련을 받았으며, 숲 속에서 전투복과 얼굴 위장을 한 차림으로 발견된 것이다. 그가 최근 결혼 생활에서 갈등을 겪고 있었고 직장에서 해고 당했었다는 사실이 밝혀진다. 해리의 극단적인 형태는, 여러 인격 사이를 특별한 구분 없이 왔다갔다하는 것이다. 이런 환자들은 감당하기 힘든 학대를 경험한 적이 있을 가능성이 높고, 이 학대 경험은 감당하기 힘든 불안을 야기하고, 뇌는 새로운 인격을 창조함으로써 그 불안에서 그 사람의 마음을 분리시키게 된다.

Q59 거짓말은 불안과 어떤 관련이 있나요?

상대방을 속이려고 의식적으로 사실을 조작하는 시도인 거짓말은 종종 불안에서 비롯된다. 사람들은 부끄러운 것을 감추고 싶어하고, 이 부끄러움은 불안을 유발한다. 따라서 부정을 저질렀거나 상대방을 속인 사실 등에 대해 거짓말함으로써 이런 느낌들을 회피하며 다른 사람들에게 자신의 행동이 알려지지 않게 노력하는 것이다. 부인이나 합리화 같은 마음의 방어기제는 더 큰 진실로부터 스스로를 보호하기 위한 거짓말로 간주될 수 있다. 진통제 중독자는 사랑과 기쁨을 느끼기 위해 약을 먹는다고 스스로에게 거짓말하지만, 실제로는 어린 시절 완벽하지 못한 행동 때문에 부모가 자신을 싫어했을 때처럼 자기 자신이 너무나 가치 없게 느끼기 때문에 스스로를 파괴하고 싶다는 사실은 숨긴다. 폴리그래프와 같은 대부분의 거짓말 탐지기들이 불안의 생리학적 징후인 맥박, 호흡 속도, 땀 흘리는 정도, 혈압 등을 측정해서 과학적 증거를 획득한다는 것은 놀랄만한 일이 아니다.

Q60 범불안장애는 무엇인가요?

범불안장애가 있는 환자는 한가지 특정 주제에 대해 걱정하는 것이 아니라 성격적으로 항상 걱정한다. 범불안장애는 잡을 수 없는 모기와 같이 둥둥 떠다니는 불안 또는 끌 수 없는 배경 소음과도 같다. 불안의 주제는 한 가지에서 또 다른 것으로 넘어 갔다가 다시 돌아오기도 한다. 범불안장애가 있는 사람은 최근 있었던 비행기 사고에 대해 걱정했다가 미래의 테러 공격에 대해 걱정했다가 최근 제출한 사업 보고서를 보고 상사가 어떻게 반응할지 걱정했다가 팔의 붉은 점이 암의 초기 징후가 아닐까에 걱정했다가 내일 파티 도중 날씨가 나빠지면 어떻게 하나 걱정했다가 방금 도너츠를 먹고 나서 너무 더부룩하다는 느낌 때문에 걱정할 수 있다. 가장 순수한 형태의 범불안장애는 세상을 안전하게 느끼지 못하는 기본 상태를 시사한다. 또한 자신이 매우 중요하다는 느낌을 강화시킨다. 자신이 모든 것에 대해 그렇게 많이 생각하고 자신의 생각이 모든 행동에 중심적이라면, 자신은 분명 강한 힘을 지녔고 세계를 통제할 수 있는 능력이 있다고 여기는 것이다. 만약 특정 상황에서 다른 사람까지 포함시켜야 한다면 그 사람을 포함시키는 것이 가져올 수 있는 나쁜 결과의 가능성까지 생각해야 하기 때문에 일이 복잡해진다.

Q61 건강염려증이란 무엇인가요?

건강염려증은 신체에 대한 불안이다. 건강염려증 환자는 자신의 모든 신체적 증상이나 경험이 악성 또는 심각한 의학적 질병 때문이라고 믿는다. 그리고 이 병으로 죽을까봐 두려워하거나, 자신의 병이 임상적 평가나 신체 검사 또는 실험 결과로는 적절한 진단을 내리기 어려운 것이 아닌가 하고 걱정한다. 이런 불안은 마음을 송두리째 앗아갈 수 있다. 건강염려증 환자는 자신의 성기에 난 여드름을 보고 치명적인 성병에 걸렸다고 생각하고, 손가락 감각이 무뎌지면 뇌종양의 첫 증상이 아닌가 생각하고, 메스꺼움은 난소암 때문이 아닐까 하고 걱정한다. 이런 걱정은 시간과 에너지를 전부 빼앗아갈 수 있다. 건강염려증의 가장 적절한 평가와 관리 방법은 정기적인 진료를 통해 인턴이나 가정의가 환자가 죽고 있지 않

> ***건강염려증(hypochondriasis) :*** 신체 증상을 의학적 근거 없이 잘못 해석하여 자신이 병이 있지 않나 과도히 두려워하는 것.

다는 사실을 확인해주는 것이다. 만약 이 불안한 환자가 의향만 있다면 심리 치료도 큰 도움이 될 것이다. 중요한 점은 환자가 느끼는 불편감이 신체 조건보다는 불안에서 나온다는 것을 깨닫게 도와주는 것이며, 그 후에는 신체적 문제보다는 불안을 창조해내야 하는 환자의 필요성에 초점을 맞추게 된다. 건강염려증 환자는 많은 경우 가족 중 누군가가 아파서 사랑과 관심을 받았던 경우가 있다. 이것을 보고 환자 역할을 함으로써 만족을 얻는 것을 학습했을 수 있다. 아프다고 하면서 가족 행사에 참여하지 않으면 그 사람에게 "합법적인" 관심이 허락되거나, 그 가족 체계에서는 허용되지 않는 관심을 받아 낼 수도 있다.

예를 들어, 자신의 형제에 대해 뿌리깊은 분개와 질투를 품고 있지만 짜증과 적대감을 보이면 가족 내 파괴만 가져올 것을 아는 한 환자는 자신도 모르게 형제의 대학 졸업식 날 가벼운 두통 때문에 응급실에 가서 뇌종양이 아닌가 확인하기 위해 검사를 받고 있을 수 있다.

Q62 강박장애란 무엇인가요?

강박장애의 특징은 마음과 삶을 방해하는 강한 강박적 사고와 **강박적 행동**이다. 강박적 사고는 보통 걱정, 두려움, 생각, 느낌에 대한 생각을 멈출 수 없는 것이라고 알려져 있다. 계속해서 음악 한 소절을 듣거나 숫자를 세거나 단어를 반복하는 것은 불안이 표현되는 한 형태일 수 있다. 반면 강박적 행동은 강박적 사고로 인해 경험되는 불안을 없애기 위해 행하는 의식이다. 예를 들어, 더러워지는 것을 끔찍이 두려워하는 사람은 자신의 손을 계속 씻는 강박적 행동을 보일 수 있다. 자신이 집에 불을 내지 않을까 불안한 사람

강박적 행동(compulsion) : 강박적 사고에 대한 반응으로써 나타나는 행동. 예: 한 시간에 손을 수차례 씻는 것.

은 반복해서 집에 되돌아가서 오븐을 체크하면서 그 불안과 싸울 수 있다. 강박장애를 특정 방식으로 물건을 배열하거나 모든 일을 통제하기 원하는 강박성 성격과 혼돈하지 말라. 강박장애는 훨씬 더 사적인 강박적 사고와 행동으로, 그 개인의 삶을 손상시킨다. 강박장애는 또한 일상의 기능을 방해할 뿐 아니라 가족들까지 증상의 인질로 붙들 수 있어서 가족 구조의 붕괴로까지 이어질 수도 있다. 예를 들어, 음식이 특정 방식으로 씻겨져야 한다고 주장하는 강박장애 환자 때문에 음식을 준비하는데 몇 시간씩이나 걸릴 수 있다. 강박장애는 적절한 약물을 복용함으로써 치료가 가능하거나 적어도 어느 정도 완화된다. 하지만 약물 치료 외에도 증상이 나타나는 맥락을 이해하는 것이 큰 안도감과 치료적인 효과를 가져다 줄 수 있다. 강박장애 환자들은 보통 자신이 감당하기 힘든 분노를 느낄 때 증상이 고조된다고 말한다. 어쩌면 강박적 사고는 자신이 느끼고 두려워하는 분노로부터 주의를 전환시키는 방법일 수 있다. 마찬가지로, 성적 충동, 그리고 이 성적 충동을 따라 행동하면 있을 수 있는 위험한 결과에 대한 강박적인 집착 사이에는 연관성이 있다. 이런 연관성을 이해하는 것은 심리치료적 개입과 효과를 증가시킨다.

■ 릭의 이야기:

내 강박장애 의식들은 자기파괴적이고 위험하지만 결국은 나 자신을 안전하게 보호하고자 하는 시도이다. 만약 내가 당뇨가 있는 것을 알면서도 매우 단 디저트를 먹으면, 나는 앉고 설 때마다 "다음엔 더 잘 하도록 노력할거야"라는 문구를 반복한다. 내가 이런 행동이 정말로 나를 안전하게 해 줄 것이라고 믿는가? 그렇지 않다. 경기장을 뛰면서 흰 줄을 밟지 않으려고 하는 야구 투수는 이런 행동을 함으로써 자신의 변화구가 나아질 것이라고 믿지 않는다. 이것은 단지 상황을 좀 더 통제해보고자 하는, 자신의 재능이 허락하는 것보다 좀 더 유리해지고자 하는 시도이다. 줄을 밟지 않는 것은 어려운 일도 아니고, 이 의식을 실패할 확률은 없기 때문에 타자보다 유리한 점을 잃을 확률도 없다. 이

것은 강박장애가 아니고, 선수의 기능을 방해하지 않는 간단하고 실행 가능한 의식이다. 하지만 만약 흰 줄을 밟지 않는 것이 시작에 불과하다면? 만약 투수가 통제감과 안전감을 느끼기 위해 좌타자에게는 항상 변화구를 던져야 하고 우타자에게는 항상 낮은 직구를 던져야 하고 5회부터는 높은 볼만 던져야 한다면, 그리고 "홈런을 포기하면 안 돼"라는 생각을 끊임 없이 반복하면서 짝수 회 때는 유격수와 좌익수를 쳐다보지 말아야만 한다면? 이게 바로 강박장애가 어떻게 한 사람의 삶을 방해하고 파괴할 수 있는지를 보여주는 예이면서, 나처럼 강박장애와 싸우는 사람들이 일상 속에서 견뎌내야 하는 것이기도 하다. 그래서 강박장애가 치료 가능하다는 것을 아는 것은 정말, 정말 좋다.

Q63 사회공포증이란 무엇인가요?

사회공포증은 사회적 상호작용에 대한 극심한 두려움으로, 증상은 직장에서 승강기를 타는 것, 데이트하는 것, 공공 장소에서 먹는 것, 직장 회의에서 발표하는 것 등에 대한 두려움으로 나타날 수 있다. 사회공포증 환자는 가능한 한 최악의 결과를 예상하곤 한다. 이런 환자의 개인력을 살펴보면, 어린 시절 매우 비판적인 부모가 약물을 남용하여 통제력을 잃고 아이를 공격한 경우가 있을 수 있는데, 이런 공격이 아이가 재미있는 일을 하고 있을 때 일어났다면 아이는 들뜬 기분과 불안한 기분을 연관 짓게 되는 것이다. 사회공포증은 결국 일종의 타협이다. 사회공포증 환자는 자신이 삶에서 발전하는 것을 막음으로써 자신의 마음 속의 비판적인 부모를 계속 남겨둔다. 이런 고통스러운 기억을 재창조하고 기억하는 한편, 승진하는 것(승강기), 식사를 함께 하며 친한 친구들과 친밀감을 나누는 것(데이트나 공공 장소에서 먹기), 또는 자신의 선천적인 재능을 보여주는 것(회의 발표)에 대한 희망을 남겨 둔다. 이런 종류의 희망은 모든 아이들이 정기적으로 이야기하고 공상하는 희망이다.

Q64 특정공포증은 무엇인가요?

일반적으로 공포증은 두려움을 뜻한다. 특정 공포증은 숫자 13을 두려워하는 것에서부터 바늘에 대한 두려움, 뱀에 대한 두려움, 높은 곳에 대한 두려움까지 다양하다. 그 어떤 것도 두려움의 대상이 될 수 있으며, 한 가지 특정 공포증에 적용되는 원리는 다른 공포증에도 적용 가능하다. 이 주장을 뒷받침하기 위해 가장 흔한 공포증 몇 가지를 예로 들어보겠다. 곧 비행기를 타게 될, 하지만 비행 공포증이 있는 사람은 기내에 갇히게 되는 생각에 끔찍한 두려움을 경험한다. 이런 공포는 비행기로 출장가는 것을 방해할 수 있고 가족들이 비행기를 타지 못하게 막을 수도 있다. 비행 공포증은 많은 이유가 있을 수 있는데, 세상에 대한 불신 또는 자신의 안전을 다른 사람들에게 맡기는 것에 대한 기본적인 어려움도 주된 이유 중 하나이다.

좀 더 심리학적으로 접근해 보면, 환자에게 비행에 대해 생각하면 떠오르는 것을 말하게 하거나 비행 공포증이 처음 나타났을 때 환자가 고민했음직한 성적 욕망이나 두려움을 탐색해 보는 것이 증상을 완화시킬 수 있다. 한 여성은 자신의 비행기 충돌에 대한 의식적인 공포가 시작된 시점이 비행기 안에서 성관계를 맺고 싶어한 것에 대해 처벌받아야 한다는 무의식적 두려움을 느꼈을 때라고 연관지음으로써, 의식적인 증상이 완화될 수 있다. 어떤 사람은 성공 또는 인생에서 전진하여 위로 올라가는 것에 대한 두려움이 있을 수도 있다. 어떤 남자는 영원히 집을 떠난다는 느낌, 결혼, 그리고 기대되는 여행을 떠난다는 느낌을 가지면서 기내에서 공황발작을 일으킬 수 있다. 이렇듯 통제감을 상실할 것과 같은 느낌은 성적인 것과 연관될 수 있다. 더 높이 올라가는 것에 대한 흥분이(무의식적으로) 성적 열망과 관련이 있다고 느끼는 것이다. 이 남자가 기내에서 폭발하는 것에 대한 의식적 공포가 성적 능력이나 경제적 능력과(그리고 성적, 경제적 성공에 대한 두려움과) 관련이 있다는 것을 깨닫는 순간, 출장을 가기 위해 비행기를 타는 일이 덜 위협적으로 느껴질 것이다. 약물 치료나 행동 치료와 같은 다른 기법들도 증상을 즉각적으로 다뤄주는데 도움이 될 수 있다(3부의 치료 부분을 참조하시오).

폐쇄공포증은(어원은 '어머니의 자궁에 대한 두려움'이다) 막힌 공간에 갇혀서 나갈 수 없을 것 같은 심한 두려움이다. 이 공포는 다리나 터널에 갇히는 공상과도 관련될 수 있다. 하지만 데이트 하러 가는 것, 극장에 갇히는 것, 자신이 운전하지 않는 차에 타는 것, 병원에서 진료 받는 것에 대한 공포는 공황발작이나 불안한 반응을 유발할 수 있다. 이런 심리학적 폐쇄공포증은 학대적인 관계 또는 어머니나 가족과 같은 특정 인물이나 상황으로부터 빠져나올 수 없어 감당하기 힘들었던 인생 초기의 경험을 재창조할 수 있다. 이런 흔한 종류의 공포증도 치료가 가능하다(3부의 치료 부분을 참조하시오).

▶ 공황장애, 광장공포증 ◀

Q 65 *공황발작이란 무엇인가요?*

공황발작은 보통 갑작스럽게 나타나서 감당하기 힘들고 어찌할 바를 모를 정도로 변해버리는 해일과 같은 긴장된 느낌으로 경험된다. 공황발작은 정신적 증상과 신체적 증상 모두를 동반한다. 정신적 증상에는 죽음이나 파괴가 다가올 것 같은 느낌, 끔찍한 일이 일어날 것만 같은 걱정, 감당하기 힘든 두려움, 죽음이 임박해온 느낌 등이 있다.

신체적 증상에는 가슴 통증, 가슴 조임, 무감각, 따끔따끔하게 아픈 느낌, 메스꺼움, 땀 흘림, 또는 기절할 것만 같은 느낌 등이 있다. 동일한 상황에서 정기적으로 또는 일관적인 빈도로 공황발작이 나타난다면 공황장애로 발전할 수 있다. 공황발작이 일어나는 상황 자체가 발작을 자극하는 촉발 상황으로 변해 버릴 수도 있다. 이렇게 된다면 그 사람은 자신이 그 당시 경험한 기저의 불안보다는 고속도로 자체가 또는 운전하는 상황 자체가 공황발작을 일으킨다고 믿게 될 수 있다. 공황발작은 마음이 감당하기 힘든 느낌에 대한 신체적 반응일 수 있다. 심리치료 상황에서 개인력을 조사를 해 보면, 공황발작이 외관상으로만 갑자기 나타난 것처럼 보인다는 점을 발견하게 된다. 그리고 그때까지 환자가 인식하지 못했던 분명한 스트레스 요인이 있다는 것도 발견하게 된다. 공황발작이 일어나는 상황과 공황발작에 대한 느낌을 탐색해 보면 환자의 고통의 근원을 밝혀낼 수 있다. 최악의 시나리오에서는 공황발작이 광장공포증, 또는 "개방된 공간에 대한 공포"까지 발전할 수 있다. 이런 경우 환자는 자신이 경험했던 잊을 수 없는 공황 장애의 끔찍함을 다시 경험할까봐 두려워서 그 상황을 피하기 위해 집에만 머무르거나 사회적으로 은둔되어 버릴 수 있다.

▶ 급성 스트레스 장애와 외상 후 스트레스 장애 ◀

Q66 *외상은 어떻게 불안과 관련되나요?*

이 질문은 복잡하고 많은 부분에 영향을 미치는 흥미로운 주제이다. 이 부분에서 한 가지 질문을 던지면 그것에 대한 답보다는 더 많은 궁금증이 생기게 된다. 그러나, **급성 외상**(예:사동차 사고 또는 죽을 뻔한 상황 등)과 장기적이고 정도가 덜 한 **긴장성 외상**(예:학대적인 가정에서 자라는 것) 모두에 대해 생각해 보는 것이 이 질문에 답하기 위한 시발

> ***급성 외상(acute trauma) :*** 감당하기 힘든 불안을 유발하는, 즉각적이고 강렬하며 목숨도 위협할 수 있는 상황 (예: 자동차 사고, 전투 참가, 강간)
>
> ***긴장성 외상(strain trauma) :*** 장기적이고 당장 목숨에는 덜 위협적이지만 장기간에 걸쳐 감당하기 힘든 불안을 초래할 수 있는 상황 (예: 폭력적인 가정에 사는 것)

점이 될 수 있다. 급성 외상과 긴장성 외상 모두 급성 스트레스 장애나 불안한 성격 방식을 유발할 수 있다.

급성 스트레스 장애와 외상후 스트레스 장애는 증상의 지속 시기는 다르지만 증상은 같아 보일 수 있다. 기술적인 면에서, 외상 사건 후 30일 안에 과도한 각성(가슴 두근거림, 빠른 심장 박동, 땀 흘림), 재경험(**플래시백**), 또는 외상과 관련된 것들을 회피하는 반응이 나타나면 급성 스트레스 장애로 진단 내려지며, 증상이 30일 이상 지속되면 외상 후 스트레스 장애로 진단 내려진다. 이런 방식으로 구별하는 것은 임상적인 측면에서 흥미롭고 의미가 있다. 그렇지만, 이런 증상을 겪고 있는 사람들에게는 진단을 내리기 위한 시간적 기준보다는 자신의 견해에 대한 민감성, 자신의 고통을 이해하려는 시도, 휴식을 위해 안전한 피난처를 준비해 주는 것이 더 중요하다. 장기간에 걸쳐 치유적인 방식으로 외상과 관련된 정서적 반응을 탐색하는 것은 환자에게 안전감을 준다. 이 주제에 대해 더 자세히 알고 싶다면, 주디스 허먼 박사의 *트라우마*와 Leonard Shengold의 *영혼 살인*(Soul Murder)을 읽어보아라.

플래시백(flashbacks) :
외상 후 스트레스 장애(PTSD)에서 주로 나타나는 현상으로, 특정 외상을 다시 경험하는 듯한 감각을 느낌

고문은 감당하기 힘들고, 무시무시하고, 입에 담기 어려운 결과를 불러온다. 제임스 본드 영화에서는 주인공이 고문을 당하고도 비현실적으로 기능을 회복하곤 하는데, 이런 장면은 인간의 두려움을 수퍼 영웅적으로 대항하는 본드의 모습을 통해 고문 당하는 것을 매력적으로 느껴지게 만든다. 고문은 안타깝게도 군 요원, 전쟁 포로, 독재 사회에서의 피난민 등에게 너무나 빈번히 일어난다. 고문은 몇 가지 주요 요소를 갖고 있다. 우선, 신체적으로 고통을 유발하는 것과 함께 간간이 돌보아주곤 하며, 사고를 통제하고 지배하거나 마음의 전적 기능을 세뇌시키기 위한 계산된 계획도 포함한다. 이런 책략은 인간의 정신적 기능과 자기감을 체계적으로 분해시키며, '영혼

살인'이라고 불린다.

아동 학대, 강간, 그 밖의 성적 범죄도 급성 스트레스나 외상 후 스트레스를 유발할 수 있다. 성학대와 그 피해자의 예는 외상으로 인한 불안의 일반적인 원리를 잘 설명해준다. 성학대가 근친상간 이던 외부인에 의한 것이던 피해자는 보호받지 못하고 취약한 느낌을 갖게 된다. 학대 사실을 비밀로 유지하는 것과 그러면서 혼자서 간직해야 하는 감당하기 힘든 비밀과 수치심은 불편감을 더욱 증가시킨다.

이런 수치심의 근원을 이해하는 것은 매우 개인적이고 사적인 것이다. 피해자는 자신만의 복잡한 인생 이야기를 가지고 있다. 학대 경험을 비밀로 하면 금지된 대상인 스승, 선생님, 친척, 또는 부모와의 성적 관계를 밝힐 때 예상되는 두려움과 수치심을 피하게 해준다. 이런 학대 경험을 나누게 되면 취약한 느낌과 이용당하는 기억을 재경험하게 되고, 애착에 대한 배고픔이나 불법적인 갈망처럼 느껴지는 것을 노출하게 되는 것이다. 피해자들은 가해자가 자신에게 보인 성적 관심을 적어도 조금은 즐겼다는 사실을 밝힐 때 매우 힘들어한다. 아마도 그런 관심이 혼자인 느낌보다는 더 나았을 수 있다. 성학대의 비밀을 털어놓는 데는 엄청난 용기가 필요하며, 비밀을 털어놓기 전 수십 년 동안 혼자서 고통 받으며 보내는 경우가 흔하다. 용기를 가지고 털어놓고 나면 회복과 안전이 자리잡게 되며 이는 수치심, 그리고 이와 관련된 불편감을 감소시킨다.

고문과 마찬가지로 성학대에서도 인간의 경계가 완전히 침해당하기 때문에 세상은 더 이상 안전한 장소로 느껴지지 못하며, 대신 공상과 현실 간의 경계가 흐려지게 된다. 정상적인 아동은 주 보호자나 주변의 다른 어른들과 성적으로 관계 맺는 것에 대해 공상하지만 발달 과정을 거치면서 공상과 현실을 구분하게 된다. 그러나 성학대를 당한 아동은 어디서부터가 현실이고 어디서부터가 공상인지 구분하는데 어려움을 겪을 수 있다. 성학대 경험은 아동에게 금지된 경계를 넘는 느낌을 주기 때문에 공상 자체를 외상 경험으로 만들며 성적 공상 자체가 위험할 수 있다는 생각을 갖게 만든다.

성학대는 다양한 종류의 불안을 자극할 수 있다. 바늘이나 터널에 대한 공포증, 공황장애, 섭식 장애 환자들은 성학대를 경험했을 가능성이 높고, 경계선 인격장애 환자의 50%가 성학대를 경험한 적이 있다는 연구 결과도 있다. 질경련증(남성의 성기 삽입을 힘들게 만드는 질 근육 수축)과 같은 통증 장애와 의학적 증후군 환자들도 성학대를 당했을 가능성이 크다. 성학대가 인격 형성에 미칠 수 있는 무수히 많은 영향을 고려해 보면 약물 남용, 자살, 성적 억제나 문란함, 가학성 인격, 피학성 인격 등과 성학대와의 관련성은 그리 놀랄 만한 것이 아니다.

정기적인 성학대로 인한 불안이나 가정에서 정기적으로 소리를 지르거나, 고함을 치거나 싸우거나 신체적 학대를 가하는 것을 목격하는 것은 만성적인 불안정감을 초래할 수 있다. 이런 경험을 한 남성은 소년에서 더 이상 자라지 않을까봐 두려워하기도 하고, 여성은 성인임에도 소녀 시절에 갇혀 있는 것과 같은 느낌을 받을 수 있다. 외상을 경험한 사람들에게서는 신체적 둔감이나 정서적 반응의 결여가 나타나기 쉽다. 감각 상실 또는 일반적으로 다른 사람들이 느끼는 것처럼 신체적 감각을 느끼지 못하는 증상은 성기 감각 상실이나 손의 감각이 줄어드는 것 등으로 나타날 수 있다. 또는 자신의 감정을 구분하는데 어려움을 겪기도 하는데, 이것은 보호적 효과를 지니기도 한다. 알버트 까뮈의 *이방인*을 읽어 보았거나 '미스틱 리버'의 학대받은 등장 인물이 정서적으로 둔감해지는 내용을 보았다면 성학대 피해자와 외상 후 스트레스 장애 환자들이 경험하는 감정의 둔화를 이해하는데 도움이 될 것이다.

Q67 외인공포증은 무엇인가요?

현 시대의 전쟁의 분위기 속에서, 외국인에 대한 두려움은 절정에 이르렀다. 2001년 9월 11일 이후 미국 전체의 주된 염려는 중동 문화권 사람에 대한 것이다. 이 경우에 실제로 외상이 있었으며, 미국이 또 다른 공격에 대해 불안해 하는 것은 당연하다. 그러나 이 불안은 외인공포증–모든 외국인에 대한 두려움, 이 경우 중동권–으로 증폭될 수 있다. 미국의 반응은 개인적으로 외상을 경험한 사람의 반응과 비슷하다. 외상과 관련된 자극은 또 다른 공격의 두려움을 자극시키기 때문에 모든 상황에서 최악의 상황을 예상하게 되는 것이다. 외국인에 대한 공포는 마음이 세상을 좋고 나쁘고, 안전하고 위험한 것으로 분리시키는 방법 중 하나이다. 외인공포증은 또한 우리 자신도 무언가 나쁜 일을 할 수 있다는 가능성을 망각하거나 부인하게 해준다. 외상을 경험해 본 많은 사람들은 과민, 외상의 정신적 재경험, 만성적인 감각 상실 등을 경험하는데, 테러 공격을 경험한 미국도 경보 수준을 높이고 세계 무역 센터에 비행기가 충돌하는 장면을 계속하여 보여주고 있었던 사건에 대한 기억을 피하고자 하는 바람 등을 통해 동일한 반응을 거쳤다고 볼 수 있다.

제 3 부

치료

- 정신과의사와 심리학자, 사회사업가와 간호사의 차이는 무엇인가요? 누구에게 가야 하죠?
- 치료 과정을 알아볼 때 의사에 대해 알아봐야 할 가장 중요한 정보는 무엇인가요?
- 어떤 종류의 치료법들이 있나요?

Q 68 정신과의사와 심리학자, 사회사업가와 간호사의 차이는 무엇인가요? 누구에게 가야 하죠?

(역주 : 우리나라 자격증 제도와는 차이가 있음)

정신 건강 분야에서는 다양한 정도의 수련 과정을 거친 후 전문가가 될 수 있다. 하지만 치료자가 될 수 있는 길이 너무나 많이 있고 또 너무나 많은 사람들이 스스로 치료자라고 주장하기 때문에, 각 분야의 차이점을 이해하고 자신에게 적합한 치료를 받는 것이 좋다. 정신과 의사는 의과 대학을 졸업한 **의사**(Medical Doctor, MD)로서, 약물을 처방할 수 있으며 그 약물이 다른 건강 문제, 그리고 현재 복용 중인 다른 약물과 어떻게 상호작용하는지에 대한 지식을 갖추고 있다. 정신과의사는 심리치료도 할 수 있는데, 현재로서는 많은 보험회사들이 환자가 약물을 복용할 필요가 있는 경우에만 정신과의사가 행하는 심리치료를 보상해준다. 당신의 정신과 주치의에게 어떤 종류의 심리치료를 실시하는지 물어보기를 꺼려하지 말라. 만약 당신이 약물을 복용할 필요가 있는 경우, 숙련된 심리치료를 하는 정신과의사에게 치료를 받으면 약물 치료와 심리 치료를 한번에 받을 수 있기 때문에 훨씬 더 간편해진다.

> ***의사(MD: Medical doctor) :*** 의과대학 과정을 성공적으로 마친 의사가 얻는 자격.

심리학자는(만약 환자를 보는 심리학자라면) 대학원에서 임상 심리학을 전공하여 석사 또는 박사 학위를 취득한 사람이다. 심리학자들은 뇌과학, 마음 모델, 정신과적 진단, 심리학적 진단, 학습 이론과 장애, 심리 검사 및 신경심리학적 검사에 대해 광대한 교육을 받고 훌륭한 임상 수련 과정도 마친 사람이다. 임상 장면에서의 심리학자의 역할은 주로 진단, 심리치료, 심리 검사에 국한된다. 심리학자에게도 어떤 종류의 심리치료를 하는지 자유롭게 물어보라.

사회사업가는 사회복지학으로 석사나 박사 학위를 취득한 후 치료를 하게 된다. 사회사업가가 임상 장면에서 실제로 활동하기 전 거치는 임상 수련 과정은 비교적 짧지만, 많은 사회사업가들이 특정 종류의 치료에서 세부적인 전공 분야를 가지며 다른 사람들만큼 치료를 잘 할 수 있다. 치료를 위한 수련 과정에는 너무나 많은 종류가 있기 때문에, 임상가의 지능과 경험이 학위와 수련 정도보다 더 중요하다.

정신과 간호사에는 **공인간호사(registered nurse, RN)**, **간호조무사(licensed practical nurse, LPN)**, 전문간호사(nurse practitioner, MNS)의 세가지 종류가 있다.

당신의 치료자가 정확히 어떤 수련 과정을 거쳤는지가 중요하기 때문에 치료자의 자격과 경력 등에 대해 거리낌 없이 문의해야 한다. 아마 자격증 자체보다도 더 중요한 것이 당신이 가지고 있는 불안 장애의 종류에 대한 그 치료자의 치료 경험일 것이다. 가장 중요한 요인 중 하나는 당신이 이 치료자와 함께 있을 때 갖는 느낌이다. 당신이 환자로서 편안히 느끼고 이 치료자가 당신을 도와줄 수 있는 능력이 있다고 느끼는 것이 치료자를 선택하는 과정에서 결정적인 요소이다. 만약 치료자가 당신을 진지하게 대하는 것 같지 않거나, 치료자와 잘 맞지 않는 것 같다면 다른 치료자에게 가보기를 망설이지 말라. 만약 당신의 진단에 대해 의문점이 있다면 당신의 상태에 대한 복잡 미묘한 부분까지 고려하여 적절한 진단을 내릴 수 있는 평판 좋은 정신과 의사를 찾아보라. 당신의 마음은 몸의 일부분임

공인간호사(RN: Registered nurse) :
2~4년의 교육 및 수련 과정을 마친 간호사로, 기본 간호 및 전문 간호를 함.

간호조무사(LPN: Licensed practical nurse) :
최소 1년의 수련을 받고 주(州)에서 실시하는 자격증 시험에 합격한 기초 수준 간호사.

을 잊지 말라. 치료자들은 불안 장애의 진단을 내리지만 의학적 상태가 환자의 정신적 고통을 더 복잡하게 만들거나 설명할 수 있다는 점을 망각하는 실수를 범하기도 한다. 정신과의사는 또한 시험 기간 동안 약물 복용의 이익과 위험 요소를 평가하기 위해 당신과 약물 복용 문제를 상의할 수도 있다. 만약 당신이 장기적인 치료를 받을 의향이 있다면 정신역동 치료를 전문으로 하는 정신분석가에게 문의하라. 또한 정신과의사, 심리학자, 사회사업가들 중에는 인지 치료나 행동 치료를 전문으로 하는 사람들도 있으니 이런 종류의 치료에 대해서도 상의해 보라.

■ 셀마의 이야기 :

이런 선택 사항들은 여러 가지 면에서 도움이 되는데, 당신의 목표를 진지하게 고민해보면 결정을 내리는 것이 한층 쉬워진다. 나의 경우 우리 가족 주치의가 내 우울과 불안 문제의 치료를 위해 나를 정신분석가에게 의뢰했다. 나는 고등학교 3학년의 어린 나이였다. 이 정신분석가는 내가 살고 있는 동네에서는 치료를 하지 않았기 때문에 거리와 이동 등의 많은 문제가 있었다. 남은 고등학교 학창 시절 동안 나는 일주일에 두 번씩, 또는 삶이 힘들 때는 네 번씩 분석가에게 치료를 받았다. 고등학교 졸업 후에는 치료자가 살고 있는 동네로 이사를 갔고, 그 후 몇 년 동안 일주일에 두세 번씩 치료를 받았다. 내가 받은 이 치료의 종류는 정신과의사이자 정신분석가에 의한 심리치료였는데, 이는 정신분석적 수련을 받지 않은 치료자가 행하는 심리치료와는 큰 차이가 있다. 나는 종종 치료자의 말과 견해가 적절하지 않고 현실적으로 말이 안 된다고 생각하기도 했다. 내가 보기에는 비분석적인 관점이 더 타당할 것이라고 생각되어서 치료자에게 너무 분석가처럼만 생각한다고 비난한 적이 있는데, 그는 이렇게 내답했다. "내가 이떻게 다른 방식으로 생각하기를 기대하나요?"

나는 짜증나고 화난 상태로 진료실에서 나오곤 했는데, 그러면서도 한편으로는 치료자의 말을 머리 속에서 지울 수가 없었다. 알맹이 없는 것처럼 보였던 그의 말을 곱씹을수록, 이미 충분히 내성하는 나의 사고 방식에서는 찾아볼 수

없었던 새로운 시야가 열리곤 했다. 그러고 나면 과거의 관점은 더 피상적이거나 부적합해 보여서 결코 이전의 방식대로 돌아갈 수가 없었다. 내가 놀라지 않을 수 없었던 부분은 그의 생각이 얼마나 나의 딜레마에 적합한지 뿐 아니라 그의 생각이 얼마나 나를 통합시키는지였다. 나는 말로 표현할 수 없을 정도로 이해받는다는 느낌을 받았다. 감사하게도 나는 보호받았을 뿐 아니라, 내가 누구인지에 대해서도 인정받았던 것이다. 나는 내가 스스로를 나만의 세계와 나 자신에게서 숨겨왔다는 것을 깨달았다.

그 2년 동안, 나는 결혼하고, 자녀를 낳고, 먼 도시로 이사 갔다. 하지만 그 후 나는 내가 인생에서 원하는 것이 시간과 비용이 얼마나 들든지 간에 분석을 마치는 것이라는 것을 알게 되었다. 바로 그것이 내 인생 최고의 우선 순위가 되었던 것이다. 내 치료자가 정신과의사이든 심리학자이든 사회사업가이든 상담가이든 그것은 별로 중요하지 않았다. 얼마나 똑똑하고 이해심이 많은지도 덜 중요했다. 하지만 그 치료자는 정신분석가여야만 했다. 그 외 다른 사람들은 내가 필요로 했던 탐색 작업을 도와줄 수 없을 것 같았고 단지 시간과 돈을 낭비하는 우회로로 인도할 것을 알았다. 내 우울증은 훨씬 나아진 상태였고 나는 건설적이고 꽤 괜찮은 삶을 살고 있었다. 하지만 나는 나의 자기파괴적 행동 경향을 알고 있었다. 나는 또한 나의 문제들 중 많은 것이 위 세대로부터 되물림된 것이라는 것을 알았기 때문에 내 자녀들은 내가 어렸을 때 그랬던 것과는 다른 반응과 경험을 해야 한다는 점에서 확고했다. 나는 내 원가족에서 나타났던 일부 비참한 관계 패턴이 나의 새 가정에서는 끝나야 한다는 굳은 결심을 가지고 있었다. 나는 부모님보다 더 나은 삶을 살기를 원했을 뿐 아니라 이런 바람을 나의 자녀들이 성인이 되었을 때 물려주기 원했다. 이것이 바로 내가 들인 시간과 비용에 대한 나의 합리화였다.

내가 분석을 다시 받기 시작했을 때 나는 네명의 자녀가 있는 상태였다. 내가 받은 분석이 내 남편과 아이들에게 갖는 의미와 그 분석이 어떻게 우리 가족들의 경험을 구조적으로 변화시켰는지 이루 다 설명할 수가 없다. 물론, 내 아이들은 내가 받은 치료 덕분에 그들의 성장 과정이 내 것과는 판이하게 달랐다는

것을 결코 이해하지 못할 것이다. 나를 치료한 두 명의 분석가 모두에게 있는 공통점은 그들의 관찰과 논평이 나에게 너무나 신선한 것이고 나 스스로 생각해냈을 법한 것과는 너무나 다르다는 것이다. 내가 분노와 경탄의 시간을 가진 후 이런 논평들은 한 번 깨달으면 결코 잊을 수 없는 통찰과 인식을 가져다 주었다. 나는 내 안에 더 좋은 선택권이 있다는 느낌뿐 아니라 이전에는 아예 선택권이 없다고 생각했던 때에 실제로는 선택권이 있었다는 느낌을 얻게 되었다. 내 불안이 없어졌을 때 나는 더 건설적이고 창조적이고 행복해졌다. 내가 유일하게 선택할 만한 것은 정신분석가에게 받는 치료였다.

Q69 치료 과정을 알아볼 때 의사에 대해 알아봐야 할 가장 중요한 정보는 무엇인가요?

가장 중요한 것은 당신이 어떻게 도움을 받을 수 있는지 알아내는 것이다. 이 과정은 정확한 진단에서 시작하는데, 당신은 정신과의사 그리고 아마도 내과의사, 일반의, 가정의, 부인과 의사에 의해 평가를 받게 될 것이다. 당신의 진단에 대한 대강의 소견을 듣고 난 후에는 시간, 돈, 약물, 치료에 대한 문제가 떠오르게 된다. 당신은 의사와 함께 어떤 종류의 치료법이 당신에게 가장 도움이 될지, 이 추천 치료법이 당신이 느끼기에 할 수 있다고 생각되는 점과 잘 들어 맞는지에 대해 결정해야 한다. 초반에는 환자들 대부분이 치료를 받고 싶어하지 않기 때문에, 처음부터 현실 가능적이고 환자의 의지에 따라 적용되어 실행될 수 있는 계획을 세우는 것이 중요하다.

이 외에도, 시간과 돈 문제에 대해 상의해야 한다. 일주일에 4번 정신분석을 받는 것은 한 달에 한번씩 정신약물 전문가에게 가는 것과는 다르다. 당신의 보험 상품이 치료자가 제공하는 치료 종류를 보상해주는지를 알아보라. 치료자와 상의해서 치료 틀–예: 일주일에 한번씩 심리치료(정신과

의사, 심리학자, 사회 사업가, 또는 간호사)를 받고, 권고하는 대로 한 달에 한번씩 정신약물 전문가에게 가는 방식–을 세울 수 있는지 알아보라. 추천된 치료법에 대해 이해하고, 어느 정도의 시간과 돈을 투자할지 결정한 후에, 이 두 요인을 함께 고려해보라. 이제는 당신의 보험 상품이 보상할 수 있는 치료자 또는 당신과 잘 맞는 치료자를 찾는 게 관건이 될 수 있다. 보편적으로, 치료자에 대한 공적 정보나 수련 과정에 대한 질문은 거리낌 없이 받아들여지며, 치료비, 방침, 가족들과의 작업 등에 대한 질문도 거리낌 없이 받아들여져야 한다. 만약 당신에게 들려주는 내용을 납득하기 어렵다면 다시 한 번 더 생각해보라. 첫 번째 치료진이 정확했었다 하더라도 다른 전문가에게 상담받는 것은 많은 문제를 해결해 줄 수도 있다. 제 몫을 하는 사람이라면 다른 의사의 의견을 기꺼이 받아들인다.

■셀마의 이야기:

내 치료에 대해 논의할 때 가장 중요했던 점은 나의 느낌을 사용하는 것이었다. 이런 결정은 오랜 기간 동안 내 삶의 상당한 부분에 영향을 미쳤다. 내가 이것을 하고 싶어하는가, 그리고 할 수 있는 능력이 있는가? 치료를 받는다면 친구들이 자신들의 집을 꾸미고 여행을 가고 자녀를 여름 캠프에 보내는 동안 우리는 근처 공원에서 휴가를 보내고 개라지 세일을 하는 것을 뜻했다. 나 혼자만이 내 남편과 가족에게 무한한 가치가 있을 것이라고 생각하는 무언가를 위해 나는 그들에게 많은 것을 희생하기를 요구하고 있었다. 그들은 내가 받는 치료를 함께 나눠 가질 수 없었으며, 현 상태 그대로를 마음에 들어 했다. 오직 나만이 나에게 더 좋은 것이 나의 가족에게 건강하고 좋은 방식으로 영향을 미칠 것임을 알고 있었다. 아이들은 물론 선택권이 없었다. 마치 내 친구들이 최고의 학교를 찾아 헤맸던 것처럼 나는 그들을 위해 결정을 내렸다. 나는 내 아이들이 가장 건강한 엄마를 갖기를 원했다. 남편은 이것이 얼마나 나에게 중요한 것인지 알았기 때문에 이 의견에 동의했다. 우리가 처음 만났을 때 나는 현재의 남편에게 내가 어떻게 느끼는지에 대해, 그리고 나의 오래된 문제를 해결하지 않으면 일어날 수 있는 위험들에 대해 이야기했었다. 나는 하루에 45분

동안의 그 시간이 삶에서 지배적인 주제를 차지할 것을 알았고, 우리 결혼 생활에 제 3자가 등장할 것이라는 것도 알았다. 바로 내가 이런 결정들을 내려야 했다. 그리고 내가 분석 받은 내용을 토론하지 않았지만 그 분석의 영향은 새로운 방식으로 삶의 여기저기에서 나타나고 있었다. 나는 이전에는 존재할 수 없었던 방식으로 우리 가족의 역동이 변화하는 것을 목격했다.

한 예로, 어느 날 아침, 당시 십대였던 딸이 화가 잔뜩 나서 부엌에 들어왔다. 딸에게는 모든 것이 꼬이고 있었다. 머리가 예쁘게 말리지 않았고, 끔찍한 논술 숙제를 해야 했고, 자신의 남자친구, 그리고 여자 친구와 싸운 상태였다. 딸은 냉장고에서 계란 하나를 꺼내더니 바닥에 떨어뜨렸다. 나는 딸이 분노를 터뜨리는 것을 아무 말도 하지 않고, 화내거나 슬퍼하지 않고, 진정하라는 말을 건네지 않고 가만히 지켜보았다. 사실, 나는 속으로 응원을 하고 있었다. 딸은 교과서를 낚아채더니 인사를 하고 학교에 가기 위해 집을 나섰다. 그녀의 인사에 대한 나의 대답은 "너 생리 시작할 때가 되었구나"였다. 그러자 딸은 나를 가만히 바라보더니 "아니, 아직 할 때가 안 됐어요"라고 말하고 씩씩거리며 나가버렸다. 오후 세시가 되어 딸이 나에게 데리러 오라고 전화를 하면서 이렇게 말했다. "나 생리 시작했어요. 믿을 수 없어요. 엄마는 마법사에요. 어떻게 아셨어요?" 나는 "네가 계란을 떨어뜨렸을 때 나에게 말해줬잖니"라고 말했다. 딸과 나는 이제 마법사 엄마에 대해 얘기하면서 웃을 수 있다.

만약 이 일이 한참 전 내 부모님과 나 사이에서 일어난 것이었다면, 나의 화난 행동이 내 부모님의 화를 돋구었을 것이다. 그들은 나의 분노를 개인적으로 받아들여서 단 몇 분 안에 우리는 크게 싸우고 있었을 것이다. 애초에 이 화가 어떻게 시작됐는지도 모르면서 말이다. 이런 적대감과 방어적인 모습에서 비롯되는 분리와 고립은 특히 많은 해를 끼쳤을 것이다. 내 딸과의 사건은 우리 둘 사이에 발전하고 있던 친밀감을 나타냈고, 그 때는 예상할 수 없었지만 이 친밀감이 그 후 수년 간 어려운 시기를 잘 헤쳐나갈 수 있게 도와주었다. 이 친밀감은 내가 가족에게 나뿐 아니라 모두를 위해 희생해달라고 요구했던 나의 결정, 즉 치료를 지속하고자 하는 결정 때문에 탄생한 것이었다.

▶ 심리치료 ◀

70 어떤 종류의 치료법들이 있나요?

보편적으로, 치료는 약물 치료와 심리치료로 나누어진다. 약물치료는 약 처방을 받기 위해 의사를 만나는 것이고 심리치료는 이야기하는 치료라고 보면 된다. 분리된 치료의 경우 이야기 치료를 위해서는 치료자를 만나고 약물 치료를 위해서는 정신과 의사를 만나게 된다. 결합된 치료의 경우 이 두 가지 모두를 할 수 있는 정신과 의사를 만나는 것이다(일부 정신과의사들은 오직 약물 치료를 위한 진료만 하기도 한다).

심리치료는 기본 이론, 임상가의 치료 방식, 역사, '진실'에 대한 과학적 주장에 있어 무수히 많은 종류가 있다. 어지러울 정도로 많은 종류들 때문에 선택을 내리기가 어려울 수도 있다. 몇 가지 기본 변인들을 고려하면 혼란을 막을 수 있다.

당신의 치료자는 무의식적 갈등이 당신의 불안에 영향을 끼친다고 믿는가? 만약 그렇다면 아마 그 치료자는 당신에게 일종의 "역동 정신치료"를 받을 것을 권할 것이다. 이것은 당신이 치료받기 원하는 증상이 당신의 마음의 역동(유동성 평형 상태에서 움직이는 여러 느낌, 생각, 기억들)에서 주로 유래한다는 것을 뜻한다. 이런 치료법은 약물 치료와 병행될 수 있는데, 이렇게 하면 불안의 급성 증상이 완화될 뿐만 아니라 자유 연상, 즉 마음에 떠오르는 아무 내용이나 자유롭게 말하는 데에도 도움이 된다. 치료자는 가장 집중적인 형태의 치료법으로 정신분석을 권할 수 있는데, 이것은 분석가와 일주일에 네 번 만나서 당신을 가장 괴롭게 하는 것을 더 잘 이해하고(치료자의 도움을 받아) 당신의 증상, 생각, 느낌, 선택을 더 잘 이해하는 것을 뜻한다. 더 흔하게는, 일주일에 한두 번 만나는 형태의 치료를 권할 것인데,

이런 형태에서는 이상의 원칙의 상당수가 기본적으로 수정되어 시행된다. 정신분석가는 상대적으로 말수가 적은 반면에, 이런 경우 치료자는 더 적극적이고 말이 많을 것이다. 하지만 어떤 치료자이든지 간에, 어느 정도는 말을 삼가고 충분히 중립적인 자세를 유지해서, 당신이 치료 회기를 치료 회기 밖에서 당신을 가장 괴롭히는 갈등을 재구성하는 실험실로 사용할 수 있게 해야 한다.

역동적 심리치료는 회기가 제한되어 있지 않으며 당신의 정신적 삶의 많은 측면을 관여시키기 때문에 큰 도움이 될 수 있다. 또한 당신의 증상이 당신에게 의미하는 바를 훨씬 더 잘 이해할 수 있는 기회이다. 예를 들어, 만약 당신이 일반적으로 사물을 만지는 것을 두려워하는데 아버지의 물건을 만질 때만 몹시 불안해진다면, 생각해 볼 거리가 많은 것이다. 이런 치료는 또한 당신 삶의 다른 부분들을 당신의 증상과 통합시킬 수 있게 도와준다. 공포증 때문에 여행을 하지 못한다면 배우자나 자녀들과의 관계가 방해 받게 된다. 이런 문제들을 치료를 받아 해결하는 것은 일리가 있다. 더욱 역동적인 치료의 종류는 당신 삶 전체, 즉 삶이 당신에게 갖는 의미와 인생 전반을 고려의 대상으로 삼는다.

만약 치료자가 당신의 무의식적 갈등이 당신의 불안 증상에 기여하고 있다고 생각하지 않는다면, 또는 무의식적 갈등이 증상에 영향을 미치고는 있으나 현재로서는 더 즉각적이고 제한적인 치료가 더 적합하다고 판단하면, 인지치료, 행동치료, 또는 시간 제한적인 대인관계 치료를 권할 가능성이 높다. 이런 치료들은 당신이 경험하는 증상 자체와, 변화를 돕기 위한 과제 또는 더욱 적극적인 개입 등을 포함하는 계획의 실행을 통한 증상 경감에 초점을 맞춘다. 처음 10~20회기 후, 치료자와 당신은 치료의 효과를 평가하고 앞으로의 방향에 대해 논의하게 된다. 증상의 심각성이 완화된 후에는 환자들이 더 장기적이고 역동적인 심리치료를 받기로 결정하는 일이 드물지 않게 일어난다. 이 시점에서 환자들은 즉각적인 증상 완화가 필요했던 때보다는 자신의 증상의 기원에 대해 더 궁금하게 여길 수 있다.

만약 당신의 인생이 산산조각나고 있는 것처럼 느껴진다면, 치료자는 좀 더 지지적인 접근을 취할 것이다. 당신이 공황장애 때문에 집 밖으로 나가거나 일할 수 없고 공과금을 지불하거나 이전처럼 자녀들을 양육할 수가 없다면, 치료자는 당신의 보호를 위해 적극적으로 개입하며 입원을 권유할 수도 있다. 도구로서의 약물의 역할을 논의함과 더불어, 치료자는 당신과 함께 증상의 치료를 위해 노력할 것이고 당신의 삶을 제자리에 돌려놓기 위한 계획을 함께 세워나갈 것이다. 매우 적극적인 작업이 될 것이고, 그 중에는 발작에 대비하기 위한 매일 매일의 계획과 스케줄을 짜는 것도 포함될 것이다.

만약 당신의 증상이 당신 가족 전체와 관련되는 것이거나 당신의 가족이 함께 고통 받았다면, 혹은 당신의 증상이 나타나는데 가족들이 영향을 미쳤다면, 치료자는 가족 치료나 부부 치료도 권할 것이다. 쇠사슬의 각각의 고리를 다루는 것이 도움이 되는 것만큼이나, 시스템 전체를 연구하고 도움을 줄 수 있는 유일한 방법은 전체 체계를 살펴 보는 것이다. 많은 가족들이 이런 치료법을 통해 상당한 개선을 보였다.

만약 당신의 증상이 비슷한 문제를 가지고 있는 다른 사람들과 함께 직접적으로 작업해서 좋아질 수 있다면, 치료자는 추가적인 방법으로 집단 치료를 권할 것이다. 집단 치료는 불안으로 고통받는 사람들에게 너무나 자주 동반되는 수치심을 극복하는데 큰 도움이 된다. 범세계적으로, 12-단계 집단들이 모든 종류의 불안에서의 회복을 도모하고 수치심을 정복하기 위해 모임을 갖는다. 스탠포드 의대의 David Spiegel 박사가 실시한 연구에 의하면, 집단/심리사회적 치료를 부가적으로 받은 유방암 환자들이 집단 치료를 받지 않은 유방암 환자들에 비해 두 배 이상 오래 살았다. 이런 집단 안에서는 강력한 유대감이 형성되며 이런 유대감은 불안을 경감시킨다.

■ 셀마의 이야기:

내 친구들 중에는 그들이 보기에 결혼 생활의 사소한 문제들로 여겨지는 것(일반적인 표현으로는 배우자가 자신의 필요를 이해해주지 못한다는 점) 때문에 다양한 상담자들, 보통은 사회사업가에게 가는 친구들이 있다. 내가 왜 분석가에게 찾아가 치료받지 않느냐고 물어보면, 친구들은 이 문제는 자기 스스로 다룰 수 있다고 말하면서 분석이란 현재 자신과는 다른 사람으로 변하는 것이라는 생각을 나타낸다. 어렸을 때, 나는 스스로에 대한 자기감이 있었다. 말로 표현하지는 않았지만, 마음 깊숙한 곳에 '나'라고 생각되는 느낌이 있었다. 나는 내가 좋아하는 것들과 원하는 것들을 통해 나를 표현했는데, 힘든 가정 환경과 이로 인한 불안, 특히 내 폭풍우와도 같았던 청소년기의 분리에 관한 불안 때문에 그 '나'라는 감각은 사라졌다. 그것은 더 이상 존재하지 않았고 내가 어떤 소녀였는지에 대한 기억조차 남지 않았다.

분석을 받기 시작하고 몇 년이 지난 아름다운 봄날, 나는 세상의 아름다움에 감탄하며 산책을 하고 있었다. 스쳐지나가는 몇 분 동안, 나는 주위를 바라보며 내가 어린 시절 느꼈던 것처럼 그 장면을 느낄 수 있었다. 이 감각에 대해 "생각"하기(예를 들어 나에게 "난 어렸을 때 이렇게 느낀 적이 있지"라고 말하는 것)보다는, 이 재발견된 느낌은 다르게 다가왔다. 나만의 개인적인 영역이 있다는 오래 전의 느낌은 다시 내 것이 되었다. 나는 성인이 되어 있었지만, 한때 내가 알고 있던 내가 고스란히 다시 살아났다. 분석이 실제로 나를 변화시킨 것이다. 나는 다시 내 자신이 될 수 있는 자유를 얻었고, 내 불안에 대처하고 사용하기 위해 오랫동안 개발시키고 사용해온 모든 방어들을 놓아 버릴 수 있게 되었다. 나는 다시 내 자신에게 진실될 수 있는 권리를 주장했다. 바로 분

석 때문에 이런 변화가 일어날 수 있었다.

내 치료 과정은 매우 고된 것이었다. 누가 대신 해주는 것이 아니었기 때문이다. 내 분석가는 신뢰할 수 있는 안내자가 되었고, 치료 작업은 삶을 더 잘 다룰 수 있는 도구를 제공해준 것 같다. 하지만 그 상태를 계속 유지하고자 하는 헌신이 지속되어야만 하는데, 특히 분석가가 싫어질 때, 치료 작업 때문에 너무 지쳐서 잠만 자고 싶을 때, 아무 일도 일어나지 않고 있는 것처럼 보일 때 더욱 그렇다. 그리고 만약 변화가 일어난다면, 변화가 일어나고 있기 때문에 그리고 당신이 변하고 있기 때문에, 모든 것에 대해 매우 불안해질 수도 있다. 치료는 힘들고 천천히 진행되는 일이지만, 그 이익은 한 사람의 삶을 구해주고 생명력을 불어 넣어준다. 적어도 나에게는 그랬다.

Q71 심리치료는 어떻게 작용하나요? 정말 효과가 있나요?

정신과 약물에 대한 설명을 읽다 보면, "작용 기전은 알려져 있지 않다"는 것을 발견하게 된다. 이 사실은 심리치료에도 적용되어서 상식적으로 보이는 것의 세부 사항에 대해 고민하게 만든다. 훌륭한 연구들이 출판되어 특정 종류의 심리치료가 특정 장애에 대해 특정 기간 동안 더 나은 효과를 낸다는 점이 밝혀진 바 있지만, 이러한 연구도 어떻게 치유가 일어나는지는 설명하지 못한다. Susan Vaughan 박사는 *상담치료*(The Talking Cure)라는 책에서 심리치료가 실제로 뇌화학을 변화시킨다는 주목할 만한 주장을 펼친다. 그녀의 주장이 사실이라면 많은 사람들이 일상적으로 접하게 되는 임상적 사실, 즉 자신을 이해해준다고 느끼는 치료자에게 심리치료를 받는 사람들이 호전되는 현상을 설명해 줄 수 있을 것이다. Jerome Frank와 Julia Frank 박사는 *설득과 치료*(Persuasion and Healing)라는 책에서 심리치료의 작용 기전과 결과에 대한 연구를 포괄적으로 개관한다. 저자들의 결론은 실시된 어떤 연구에서도 한 형태의 치료가 다른 형태의 치료보다 분명히 더 낫다는 점을 입증할 수 없다는 점이다. 심리치료는 다양한 대인관계 요소가 작용하기 때문에 매우 복잡하다. 이 상황적 역동 때문에 집단 연구를 통해 한 개인이 어떻게 해서 호전되는지를 과학적 방법으로 증명하기는 어렵다.

많은 사람들이 심리치료의 작용 기전은 다음과 같은 몇 가지 핵심 요소로 추려낼 수 있다고 한다. 첫 번째는 환자와 치료자 간의 관계이다. 치료진의 수는 별로 중요하지 않지만, 치료자와 당신이 잘 맞는지는 중요하다. 환자는 치료자가 충분한 실력이 있다고 생각되면 서로가 더 잘 맞는다고 느끼기 쉬운데, 이것은 치료자가 마음에 들더라도 충분한 지식이 없다고 느껴지면 치료를 지속하는 경우가 거의 없다는 사실에서도 잘 드러난다. 만약 환자들이 단순히 매뉴얼만을 보고 따라한다면, 매뉴얼과 더불어 자신이 신뢰할 수 있으며 실력 있어 보이는 사람과 함께 작업하면서 호전되는 것만큼 향상될 수가 없다(물론 매뉴얼과 워크북이 도움이 되기는 하지만). 대부분의 치료에서 환자는 치료자의 성격의 일부 특성들을 동일시하게 되며, 자신이 인식하고 있든 그렇지 않든 간에 그런 특성을 자신의 성격에 통합시키기도 한다. 또한 치료자는 환자의 성격과 인생을 이해하기 위해 자신의 성격 및 인생 경험을 사용할텐데, 그렇게 하기 위해서는 먼저 인간적 유대가 형성되어야 한다. 이런 유대는 회복의 기초를 세우기 위한 필수적인 요소이다. 유대가 형성된 후에야 비로소 치료 덕분에 무의식이 의식적이 되고, 인생의 곤경에 더 잘 타협할 수 있게 되고, 자신을 구속하고 있던 수치심이 완화되고, 외로움을 덜 느끼며, 더 많은 사랑을 경험하고, 더 큰 친밀감을 발견하며, 손을 덜 자주 닦게 되고, 여러 사람 앞에서 더 자신 있게 말할 수 있게 되며, 알코올을 덜 남용하고, 더 많은 돈을 벌고, 배우자를 더 사랑하며, 더 나은 부모가 되고, 존재적 고독함과 공허함을 더 잘 견디며, 불안으로 인한 신체적 통증과 고통을 덜 느끼고, 또는 공황발작 없이 모든 일을 할 수 있게 되었다고 말할 수 있는 것이다! 당신은 "미지의 작용 기전" 세계에 들어와 있다. 만약 치료가 정말로 효과가 없었다면, 사람들은 치료를 받으러 가지 않았을 것이고, 치료자들이 자신의 인생과 경력을 이 매체를 통해 다른 사람들을 도와주는데 헌신하지도 않을 것이다.

■셀마의 이야기:

45분 회기를 마치고 나오면, 나는 다양한 기분 중 한 가지에 잠기곤 했다. 그것이 어떤 기분인지와는 상관 없이, 나는 분명히 회기에 대해 강한 반응을 보이고 있었다. 45분짜리 수업과는 비교할 수도 없었다.

어떤 때는 다른 사람들에게는 통하지 않을 법한 매우 재미있는 유머 때문에 웃으면서 나왔다. 어떤 때는 기운이 북돋아지고 이해받는다는 느낌으로 나왔다. 물론 오해받는다는 느낌과 배고프고 지치고 피곤하고 짜증나는 느낌을 받을 때도 있었다. 경외심을 느끼거나 흥분될 때도 있었다. 또는 깊은 우울감과 눈물로 떠나는 날도 있었다. 그날의 기분이 무엇이든, 항상 회기에 대한 많은 느낌과 반응이 있었다. 하루는 깊은 생각에 잠겨 상담실을 나왔다. 버스 정류장까지 걸어가야 했는데, 매우 몰입되고 생각에 잠겨 있었기 때문에 그냥 몸이 가는 대로 걷고 있었다. 길을 건넜는데, 경찰이 내가 무단횡단을 했다며 멈춰 세웠다. 경찰이 날 불렀지만 알아차리지 못했기 때문에, 그는 재차 나를 불렀다. 난 딱지를 떼지 않기 위해 교통 질서 수업에 참석해야만 했다!

이 사례는 내 인생의 비유가 되었다. 나는 평생 동안 별 인식 없이 무단횡단을 하고 있었던 것 같았다(위험하거나 끔찍한 결과를 낳을 수도 있는). 이상한 지그재그 방향으로도 걸었었고 치이거나 죽임 당하지 않기 위해 본능적으로 움직이기도 했었다. 경찰은 나의 분석가를 상징했고, 교통 질서 수업은 내가 받은 분석을 상징했는데, 여기에서 나는 스스로 처하게 만들었던 여러 위험들에 대해 깨닫게 된 것이다. 내가 다치거나 죽으면 끔찍한 고통을 받게 될 나를 사

랑하는 사람들(내 가족)에 대해 배우게 되었다. 규칙을 따름으로써 더 나은 인생을 살 수 있다는 사실을 깨닫게 되었다. 횡단보도를 보고 길을 건넌다는 것은 좋은 방향 감각을 가지고 내가 어디로 가고 있는지 아는 것을 뜻했다.

어떤 때는 내 자신에 대해 매우 낙담하고 화가 나기도 했다. 과거의 반복적이고 파괴적인 행동들이 삶에서 또 다시 나타나곤 하는 것이 끔찍이 불안했다. 마치 머리를 잘라도 새로운 머리들이 자라나는 신화에 등장하는 생명체처럼 느껴졌다. 나는 패배한 것처럼 느껴졌고 이것을 분석가에게 말했다. "왜 내가 이 치료를 받고 있나요? 그렇게 오랫동안 치료를 받았는데도 어떤 변화도 일어나고 있지 않아요!" 이 말을 하며 떠나기 위해 일어서서, 나는 분석가를 바라보았다.

그는 단지 양 옆으로 고개를 저었다. 그리고 조용히 말했다. "세상에나… 많은 변화가 있어요" 나는 걸어 나가버렸고 그 날 낮과 밤에, 그리고 주말 동안 분석가의 말에 대해 생각해보았다. 그가 옳았다. 내가 어떻게 그런 말을 그에게 할 수 있었을까? 나는 너무 감동받아서 눈물이 날 뻔 했다. 나는 너무나 비판적이고 감사할 줄을 몰랐다. 엘리자베스 B. 브라우닝의 "내가 그대를 얼마나 사랑하느냐고요?"라는 시가 나와 관련 지어져서 내 마음에 다가왔다. 나를 향한 사랑의 시초였다. 변화가 일어난 부분들의 수를 세기 시작했고, 나에 대한 자긍심을 느낄 수 있는 방식으로 행동하고 살기 시작했다. 자기 비난만이 끊임 없이 이어져 왔었기 때문에, 이런 자기감을 언제 느꼈었는지 조차 기억하기가 어려웠다. 깊은 불안 때문에 스스로에게 허락하지 않았던, 그러나 이제 느낄 수 있었던 흥분과 자긍심은 아마도 내가 아기 때 첫발을 내디디며 느꼈던 느낌과 비슷한 것 같다. 하지만 차이점도 있었다. 나의 자녀들이 걷기 시작했을 때, 나의 어머니는 미소 지었지만 이내 "어, 어~"라고 하며 아이를 붙잡기 위해 달려가곤 했다. 왜 그러시냐고 여쭈어봤더니 아기가 넘어질까봐 무서워서 넘어지는 것을 막고 싶다고 하셨다. 나는 당시 분석을 받고 있었기 때문에 어머니가 분명 나에게도 똑같이 했을 것이고 나는 걷는 것의 결과가 두려워졌을 것이라는 사실을 깨달을 수 있었다. 뿐만 아니라, 내가 점점 분리될 수 있는 능력이

어머니에게 깊은 두려움을 불어 넣었을 테고 이 불안이 막 걷기 시작한 나이의 나에게도 전달되었음을 알 수 있었다. 나는 아이에서 벗어난 한참 후에도 분리를 의미하는 모든 걸음을 내디딜 때마다 불안해졌다. 나는 분석을 통해 다시 걷는 법을 배우고 있었고, 이번에는 격려를 받고 있었다. 이것을 직접 경험하기 전까지는 그게 무슨 뜻인지 이해하지 못했다.

Q72 내가 치료자와 함께 있을 때의 느낌, 그리고 치료자에 대한 나의 느낌은 얼마나 중요한가요?

당신이 치료자와 함께 있을 때 갖는 느낌과 그 치료자에 대한 느낌은 절대적으로 중요하다. 당신을 치료하는 사람은 치유가 일어날 수 있는, 그리고 치료를 도모하는 안전하고 치료적인 환경과 관계를 형성할 책임이 있다. 회복이 시작되기 위해서는 당신이 고통스럽고 충격이 컸을 수도 있는 인생사와 증상 과정에 대해 솔직히 이야기 할 때 가능한 한 편안히 느낄 수 있는 것이 중요하다. 당신의 치료를 관리하는 사람에 대한 당신의 직감은 아무리 강조해도 지나치지 않다. 당신은 마음과 건강 관리를 이 사람에게 맡기는 것이고, 좋은 선택은 장기적으로 많은 문제들과 시간, 돈을 절약할 수 있게 해 준다. 심리치료의 많은 부분들이 치료자의 지식만큼이나 치료자의 성격에도 영향을 받기 때문에 당신이 나아지기 위해서는 서로 잘 맞아야 한다.

치료자에 대해 좋은 느낌을 갖는다는 것은 반드시 치료자를 좋아해야 된다는 뜻은 아닌데, 이것은 특히 작업이 깊어짐에 따라 그러하다. 특히 당신 성격의 고통스럽고 힘든 측면들을 이해하기 위해 더 깊이 들어감에 따라 치료자는 결국, 그리고 예상할 수 있듯이, 과거 당신의 삶에서 중요했던 인물들의 역할을 띠게 되는데(만약 당신의 증상 중 하나가 불안이라면), 이 사람들이 모두 좋아할 만한 사람들은 아니었을 수 있다. 전이라고 불리는 이런 현상은 논의 대상인 당신의 패턴과 불안이 자극되는 상황에 대한 당신의 예상을 조명하는데 큰 도움이 될 수 있다. 만약 치료자가 마치 당신을 때릴 것 같거나 폭발적인 분노의 감정을 자극할 것 같다면 따뜻한 느낌이나 애정은 일어날 수 없는 것이다. 반대로, 치료자를 과도하게 좋아하거나 이상화하는 것도 당신이 힘들어하는 상황을 이해하는데 도움이 될 수 있다. 전이의 예를 뒤집어서 생각해보면, 당신은 치료자가 당신이 만나본 사람들 중에서 가장 깔끔하고 지적이고 호감가고 따뜻한 사람들 중 하나라고 느낄 수 있으며, 이런 느낌이 쌓이게 되면 이용 당하고, 미움 받고, 버림 당하는 것에 대한 깊은 두려움을 숨기는 역할을 할 수도 있다.

당신의 치료자가 호감가는 역할을 띠든 비호감적 역할을 띠든지간에, 훌륭한 치료자는 진행중인 치료 작업을 진지하게 받아들이고 당신의 개인사를 존중한다는 느낌을 전달한다. 이런 안전한 느낌은 그 순간은 당신이 치료자를 증오할지라도 감지되고 인식될 수 있다. 능력 있는 치료자라면 이런 증오의 느낌까지도 최근 작업하고 있던 내용과 함께 중요한 의사소통의 수단으로 이해할 수 있다. 이런 상호작용은 치료자의 유능성의 가치를 보여준다. 경험 많은 치료자는 환자가 어떤 순간이든지간에 느껴지는 감정을 이해하는 것의 진정한 가치를 알게 해준다. 이런 교류는 환자가 치료자를 좋아해야 할 필요성 또는 치료자가 환자가 자신을 좋아해주길 바라는 욕구나 바람을 초월한다.

■ 셀마의 이야기:

분석을 받는 동안 나는 예술에 심취해 있었다. 배우로 활동하며 자주 무대에 올랐고 내가 살고 있던 도시의 예술 사회에 적극적으로 참여하고 있었다. 오페라, 춤, 음악 공연에 참석하기도 했다. 내가 살고 있던 도시는 그리 크지 않았

고 내 분석가도 음악과 오페라의 열렬한 애호가였기 때문에, 우리는 흔히 마주치곤 했다. 하루는 그가 말하길, 자신이 고등학교 음악 축제에 갔었는데 댄스팀에서 내 딸을 봤다고 했다. 어떻게 내 딸인지 알았냐고 묻자(댄스팀은 30명 이상으로 구성되어 있었고 똑같은 옷을 입고 있어서 내 눈에는 마치 똑같아 보였다) 그는 이렇게 대답했다. "당신과 똑같이 생겼던데요."

나는 이 말에 대해 한참을 생각했다. 내 분석가는 말이 많은 편이 아니었기 때문에, 그의 이런 말은 나를 깜짝 놀라게 했다. 그는 항상 내 마음 속에 있었는데, 그는 나에 대해 한번도 생각하지 않는 것 같았다. 더군다나, 나는 내가 끊임 없이 반복해서 늘어놓는 불평이 그를 지겹게 만들까봐 걱정이 많이 되었다. 하지만 그가 나에 대해 생각한다는 것을 깨달았고 그의 말에 위안을 얻었다. 그가 나에 대해 생각하는 것이 나에게 얼마나 중요한지를 깨닫고 놀랬다. 마치 미처 알지 못했던 친구가 있다는 사실을 발견할 때 느끼는 것과 같은 위안을 느꼈다.

당시 공연 중이던 연극을 마치고 난 어느 날 밤, 나는 판매된 티켓을 확인해 보았는데, 내 분석가가 아내와 함께 뒤 쪽에 앉아 있었다는 사실을 발견했다. 나는 그가 와줘서 놀라기도 하고 기쁘기도 해서 다음 회기에 감사를 표했다(그는 이 공연의 준비 기간 동안 내가 겪었던 고뇌를 잘 알고 있었다). 나는 그에게 앞쪽의 표를 구해드릴 수도 있었을 것이라고 말했는데 그는 뒤에 앉는 것을 더 좋아한다는 말 밖에 하지 않았다. 하지만 나는 분석가가 딸의 고등학교 공연에 대해 말했을 때와 같은 기쁨을 느꼈다. 나는 분석 과정에서 나 자신을 굉장히 취약하게 드러내고 있었고 이것에 대해 온갖 감정을 느끼고 있었다. 이 조용해 보이고 별다를 감정을 드러내지 않는 사람이 나에게 반응하고 나에 대해 실제 생각하고 있다는 점이 위안이 되었다. 이것은 기쁘고 새로운 발견이었다.

어떤 때는 비평가에게 혹평을 들어서 화나고 상처를 받은 적도 있었다. 희극에서 창녀 역할을 연기했는데 비평가 한 사람이 이것이 희극에는 너무 현실적이고 가혹한 것이라고 비평했다. 나는 분석에서 이 점에 대해 불평했다. 분석가는 우선 비평가 자신이 이 배역이 너무나 현실적으로 묘사되어 그 자신이 감정

을 느껴서 슬프고 화가 난 것 같다고 말했다. 하지만, 희극인데 나는 왜 웃지 않았을까? 내 분석가도 공연을 보면서 그렇게 느꼈었다는 것이었다. 이 논평 하나에 대해 우리는 한참을 작업해나갔고 이 작업은 그동안 수고했던 수주간의 리허설과 노력을 너무나 가치있게 만들었다. 굉장한 경험이었다.

나는 해야 할 중대한 일들이 너무나 많았는데, 만약 내 분석가가 없었더라면 결코 완성될 수 없었을 것이다. 우리 관계는 단지 사무적인 것도, 전문적인 것도 아니었다. 그는 우리 둘이 함께 많은 시간과 생각, 존중과 힘든 노력을 기울인 기획을 함께 이루어 낸 숙련된 의사였고 특별한 친구였다. 우리는 서로를 공개했고 신뢰를 쌓아갔다. 그는 내 인생에서 특별한 자리를 차지하며, 이 모든 것은 사랑과 애정과 존중이 없었다면 결코 가능하지 않았을 것이다.

Q73 치료자가 적합하지 않다는 점을 알려주는 단서는 무엇인가요?

72번의 질문에 대한 답에서 말한 바와 같이, 가장 중요한 단서는 당신의 직감이다. 만약 당신이 당신을 평가하고 있는 전문가에 대해 섬뜩한 느낌이 든다면, 주의해라. 만약 그 느낌이 분석가와 함께 생산적이면서 당신의 인생을 이해하는데 도움이 되는 방식으로 탐색되지 못한다면, 아마 적절하지 못한 치료자일 가능성이 높다. 어떤 때는 최고의 치료자일지라도, 불분명한 이유로 당신과는 잘 맞지 않을 수도 있다. 스스로를 소중히 여겨 당신이 더 편안히 느끼는 치료자를 찾는 것이 낫다.

이 외에도 치료자의 자질을 의심해 봐야 할 단서들에는 다음과 같은 것들이 있다: 전문적인 관계를 사적인 관계로 발전해 나가려는 치료자, 항상 늦는 치료자, 교육의 목적을 벗어나 자신의 사적인 이야기나 다른 환자들에 대해 장황하게 이야기하는 치료자, 당신의 삶과 치료를 안전하게 유지시키려는 목적을 넘어서 당신의 행동을 비판하거나 이성을 잃는 치료자, 치료자에 대한 당신의 분노를 진솔하게 경청하지 못하고 심각하게 받아들이는 치료자, 당신을 자신이 치료하고 있는 다른 환자들에게 소개시켜 주는 치료자, 당신의 전문 분야에 대해 조언을 구하는 치료자, 당신 사례의 기밀을 유지하지 못하는 치료자 등. 치료의 일환으로 당신과 성적인 관계를 맺거나 데이트하기 원하는 것은 학대이자 약탈 행위이며 법에 어긋나는 것이다. 만약 이런 일이 일어난다면 당신은 학대당하고 있는 것이지 치료받고 있는 것이 아니다. 적절한 도움을 받으려면 그 관계를 떠나 경계 침범 영역의 전문가와 그 사건이 끼친 영향을 논의해라. 미국 정신과 협회나 미국 정신분석 협회의 이사에게 연락하여 이런 일에 경험이 있는 임상가를 찾아볼 수도 있다.

만약 치료자가 당신에게 부적절한 행동을 한 것 같다면, 다른 치료자를 찾아 의견을 들어보는 것이 좋다. 이것은 몇 가지 방식으로 도움이 될 수 있고, 주로 긍정적인 결과를 낳는다. 치료자가 실제로 당신을 이용하거나 반치료적 행위를 했다는 사실을 발견할 수도 있다. 제 2의 치료자의 의견을 듣는 것은 더 안전하고 치료적인 치료를 도모하는 촉매 역할을 할 수 있다. 혹은 당시에는 당신에게 부적절하게 느껴졌지만 뒤돌아 생각해보면 과도한 반응이었고 당신 측에서 왜곡이 있었다는 점을 깨닫게 될 수도 있다. 이런 예에서처럼 중립적인 제 3자와 상담하는 것은 모든 훌륭한 심리치료의 전통—즉 기저의 불안은 치료자가 자신을 학대하려 한다는 심한 왜곡을 만들어낼 수도 있는데 당신의 마음의 경험과 행동에 대해 공개적이고 공식적으로 이야기하면 기저의 불안이 완화될 수 있다는 점—과도 일치하는 것이다. 이런 면에서, 또 다른 전문가와 상담해보는 것은 이전 치료 및 치료자에게 안전하게 돌아갈 수 있도록 도움을 줄 수 있다.

12-단계 단체들은 집단의 힘을 100% 이용한다는 또 다른 모델을 사용하며 개인 치료보다 훨씬 더 사회적이다. 흔히 집단의 지도자와 회원 간의 경

계가 뚜렷하지 않으며 지도자도 자기를 공개함으로써 집단 구성원들이 동등하고 정당한 위치에 서게 만든다. 이런 목적의 자기 공개는 전적으로 적절한 것이다.

Q74 어떤 치료를 받을지 결정하는데 있어 내 진단이 얼마나 중요한가요?

진단은 매우 중대하다. 2부의 "불안의 여러 측면"에서 다양한 예들을 통해 설명했듯이 진단이 올바르지 않으면 실수를 범할 수 있다. 정확한 진단을 내리기까지 몇 달에서 몇 년이 걸릴 수도 있지만, 항상 가장 심각한 진단의 가능성도 고려하는 것이 중요하다. 보통 이 과정은 신중한 정밀 검사로 시작되며, 신경과에서 **EEG**나 CT로 머리를 촬영해 볼 수도 있다. 또한 항상 자세하고 신중하게 개인력과 정신과 병력을 조사하게 된다. 만약 의사가 보기에 당신이 일차적으로 불안 장애로 고통받고 있다고 생각한다면, 우울증, 조울증, 약물 남용에 대한 일차 진단은 배제된 것이다. 만약 당신이 불안 범주에 속한다는 점이 확실하다면, 당신의 문제가 단순한 공황 장애인지 사회 불안인지 아니면 둘 다인지는 덜 중요할 수 있다. 치료 과정 중에 당신을 가장 괴롭게 하는 것이 무엇인지와 증상이 나타나는 방식을 점차 감별해 나가고 증상을 관리하기 위해 약물을 사용할 의향이 있는지에 대해 논의할 기회가 있을 것이다.

> ***뇌전도(EEG: Electroencephalogram) :***
> 뇌 영상 기법 중 하나로, 두피 주위에 전극을 부착하여 뇌파를 측정함. 발작과 같은 이상을 발견하는데 도움이 됨.

만약 당신이 강박장애, 또는 광장공포증이 없는 공황장애가 있는 것이 분명하다면, 의사는 진단을 통해 어떤 종류의 약물이, 그리고 인지, 행동, 노출 치료 중 어떤 종류의 치료가 당신에게 최상의 도움이 될지 결정할 수 있다. 만약 당신이 외상 후 스트레스 장애가 있는 것이 확실하다면, 이 분야에서 경험이 많은 사람에게 치료를 받는 것이 가장 좋을 것이다. 그렇지 않다면, 치료가 진행됨에 따라 진단을 감별해 나갈 수 있다. 대부분의 환자들이 DSM의 진단 기준에 딱 들어맞지 않으며 공존 증상도 나타난다. 진단 자체보다는 한 개인으로서의 당신과 당신의 인생사 그리고 증상들에 초점을 맞추는 것이 진짜 이야기가 안전하게 펼쳐지도록 도와준다.

■릭의 이야기:

내가 우울증 진단을 받은 것은 한참 전이었지만, 강박장애는 비교적 최근에서야 진단받았다. 이것은 내가 치료 과정 중 만난 어떤 사람들의 잘못도 아니다. 내 강박장애는 주로 내부에서 일어나기 때문에 나를 방해하는 생각들은 다른 사람에게는 쉽게 관찰되지 않는다. 나를 도와준 임상가들은 독심술사가 아니며, 내가 이 말도 안 되는 구절들과 단어들과 숫자 회피, 그리고 근원을 알 수 없는 반복적인 생각들에 대해 이야기하는 것을 매우 어려워하고 창피하게 여겼기 때문에, 내가 스스로 이런 증상들에 대해 털어놓을 때까지 강박 장애 진단은 내려지지 않았다. 나는 현재 약물 치료와 심리치료를 동시에 받을 수 있는 정신과의사를 가까운 곳에서 찾아보고 있는 중이며 현재의 치료자에게도 계속 치료를 받을 것이다.

만약 이 책을 읽고 있는 독자 중에 자신의 증상에 대한 잘못된 수치심으로 인해 받기 합당하며 필요한 도움을 받지 않고 있는 사람이 있다면, 나는 다음과 같이 강력히 권고하고 싶다. 임상가가 당신을 도와줄 수 있는 부분을 숨김으로써 내가 그랬던 것처럼 귀중한 시간을 낭비하지 말라! 당신이 겪고 있는 것 중 "나쁘거나" "어리석은" 것은 결코 없다. 강박장애가 생기는 이유가 있으며 강박장애가 치료될 수 있는 방법도 있다. 그 치료가 곧바로 시작되지 말아야 할 이유가 없는 것이다.

Q75 모든 좋은 치료에 있어서 환자의 이야기를 잘 들어주고 이해받고 있다는 느낌을 주는 것이 왜 그렇게 중요하죠?

환자들은 치료자의 약물 선택이나 신속히 정확한 진단을 내릴 수 있는 능력 때문에 치료자에게 계속 오지 않는다. 물론 이런 것들도 영향을 미칠 수는 있지만, 환자들이 돌아오는 이유는 치료자가 자신의 이야기를 들어주고 있다는 느낌과 자신을 존중한다는 느낌 때문이다. 어떤 환자들은 발을 구르고 소리지르며 자신이 얼마나 치료자를 싫어하고 안전하게 느끼지 못하는지 말해도 자리가 나자마자 치료를 예약하기도 한다. 환자들은 말이 아닌 발로 투표하는 것이다. 자신의 가장 진솔한 느낌–그것이 편한 것이든 불편한 것이든–을 다른 개인에게 이해받는다는 느낌은 아마 사람들 사이에서 가장 강력한 힘일 것이다. 그리고 이런 느낌은 초기 모자 또는 모녀 관계의 가장 건강한 면에 기초하기도 한다. 인간으로써 우리는 이해받기를 갈망하기 때문에, 자신을 이해한다고 느끼는 의사나 치료자를 찾는 것은 필수적이다. 자신의 의사가 자신과 자신의 이야기를 진지하게 받아들이는 것을 알면, 정확한 진단이 늦어지는 것에 대해서도 편하게 받아들일 수 있다. 의사가 충분한 정보를 얻기까지 당신의 특정 삶의 기복을 함께 경험하며 면밀히 작업해나가는 과정이 수년이 걸릴지라도 말이다.

마지막으로, 자신의 이야기를 들어주고 자신을 중요하게 대한다는 느낌을 받는 것 자체가 불안을 경감시킬 수 있다. 자신의 느낌을 받아들이고 이해할 수 있도록 도와주는 사람과 장소가 있다는 사실을 아는 것만으로도 그 느낌을 다루기가 더 쉬워진다. 이런 느낌의 근원을 이해해 나가는 과정은 당신이 경험하는 것들을 이해하기 위해 당신의 말을 충분히 잘 듣는 사람과만 일어날 수 있는 일이다. 경청은 심리치료 동전의 뒷면과 같다.

■ 셀마의 이야기:

"내가 머리 속에 혀가 100개나 있었다고 해도, 나의 모든 생각들과 그것들에 대한 나의 다양한 태도들에 대해 선생님께 모두 다 말씀드릴 수 없을 거예요" 라고 나는 분석가에게 말했다. 나는 어디서부터 시작해야 할지, 어떤 주제를 골라야 할지 알지 못했다. 그래서 그냥 가장 말해야 할 것 같은 주제부터 시작했고 가끔씩 주제에서 벗어나기도 했으며 이런 자유 연상의 과정이 어디에서 끝날지도 알지 못했다. 나는 꽤 재미 있는 사람이 될 수도 있고, 내 자신에게 가혹할 수도, 또는 매우 극적일 수도 있다. 사실, 나는 나의 진짜 느낌을 가리기 위해 이런 스타일 중 알맞은 것을 적절히 사용해오기도 했었다. 매우 가난하고 불행했던 부모 밑에서 자라면서 나는 껄끄러운 내용은 모두 은근슬쩍 넘어가는데 달인이 되어 있었다. 불안을 유발하는 걱정스럽고 고통스러운, 그리고 점점 커져가는 사고 방식들을 밀어 내버리는 것이 나의 제 2의 천성이 되었다. 내 사고방식이 불안을 그런 방식으로 다루었기 때문에 굳이 계획조차 하지 않아도 되었다.

어쩐 일인지 분석가는 내가 말하려고 노력하지만 동시에 부정하고 회피해버리는 내용의 요지를 알아채기 위해 내 말을 주의 깊게 들었다. 그는 그 순간 나의 욕구나 느낌에 대해 주의 깊게 들었다. 나는 이 점을 잘 인식하지 못한 채 그 순간 떠오르는 생각들에 대한 말을 이어나가곤 했다. 그럴 때면 분석가는 내가 보기에는 엉뚱한 말을 하곤 했다. 또는 정곡을 찔러서 내가 그전에는 그런 방식이 존재하는지 알지도 못했을 정도로 깊게 이해받는다는 느낌을 남기기도 했다. 분석가가 마법적인 통찰력을 사용하고 있는 것인지, 내 목소리에서 어떤 것을 감지해낸 것인지는 확실하지 않았다. 내가 그런 메시지를 직접 전달하지 않았는데, 어떻게 그가 그 내용을 들을 수 있었던 것일까?

어쨌거나 치료자와 나는 당시에는 내가 그 사실을 받아들일 수 있든 그렇지 않든 상관없이 나에게 많은 의미가 있는 다른 관점 혹은 다른 입장으로 움직여 갔다. 그리고 내 삶은 변했다. 나는 되돌아갈 수 없다. 바로 이것이다. 만약 분석가가 내 친한 친구들이 전화 상으로 또는 파티에서 하듯이 내 이야기를 들어

주거나 제일 친한 친구가 듣는 방식으로 들어주었다면, 이 변화는 결코 일어나지 못했을 것이다. 그런 경우 내가 알고 좋아하는 사람들과 어울림으로써 내 기분은 훨씬 나아졌을 수 있겠지만, 이런 방식으로 변화하지는 못했을 것이다. 분석이 진전하는 이유는 분석가의 듣는 기술 때문이다. 경청이 없다면 발전도 일어날 수 없다. 이 점을 기억하여 당신의 치료자가 올바른 정신 건강 전문가인지 확인해보는 방법도 있다. 만약 아무런 일도 일어나고 있지 않다면, 아마 치료자가 당신의 이야기를 제대로 듣고 있지 않을 가능성이 높다. 하지만 내 분석가는 나의 이야기를 들어주었다.

Q76 내 시간과 돈이 한정되어 있다면 어떻게 하죠?

미국에서 관리 의료 연대는 의료비를 절감하기 위한 의식적이고 계산된 시도의 증인이 되었다. 인간의 삶의 과정 중 일어나는 마음과 그 증상의 복잡성은 정신 건강 치료의 의학적 필요성을 결정하기 위한 비용 절감적인 임상적 알고리즘에 깔끔하게 들어맞지 않는다. 일부 회사들은 현실성 없는 관료 정치적 장애물 때문에 치료에 대한 변상을 이전보다 훨씬 더 어렵게 만든다. 어떤 회사는 의사-환자 관계의 기밀성에 전례 없는 침투적인 관여를 한 후에만 변상을 해준다. 당신의 상태가 필요한 것보다 불충분한 심리치료나 약물 남용 치료의 급부를 받게 되더라도 놀라지 말라. 관리 의료 회사들은 처방제와 약물 분배자로서의 정신과의사의 역할에 중점을 두는 정신약물 치료 모델을 선호한다. 이 모델이 돈이 덜 들기 때문이다. 심리치료는, 특히 숙련된 치료자에 의한 좋은 심리치료일수록, 훨씬 더 많은 비용이 든다. 더군다나, 미국 내 많은 정신과 레지던트 수련 과정에서는 더 이상 정신역동 심리치료를 가르치지 않는 곳도 많다. 이렇게 하면 시간당 그리고 주당 더 많은 환자들을 볼 수 있고 더 많은 환자들에게 더 저렴한 비용으로 진료를 제공할 수 있기 때문이다.

환자들은 특히 건강 보험에 들어있지 않을 경우 불충분한 지원 밖에 받지 못하는 경우가 많다. 이런 경우 한가지 방법은 대학 부속 병원이나 공립 병원, 또는 정신분석 협회의 치료 센터 등에서 치료 받는 것이다. 대학 병원 정신과의 레지던트들이 제공하는 치료는 비용이 더 저렴하며 교수들의 지도 하에 이루어진다. 레지던트들이 흰머리가 희끗희끗한 분들보다 지적 세련미가 덜해 보이더라도, 그들의 열성과 환자를 돌보는 것에 대한 관심, 그리고 치료 관계에 대한 솔직함을 느끼면 이런 것은 더 이상 문제가 되지 않는다. 치료 저항은 모든 수준에서 일어난다. 한 치료 감독자는 이렇게 말했다. "내가 젊었을 때는 내가 너무 나이가 어리고 경험이 없다고 환자들이 불평했었는데, 나이 들고 나니 그들을 치료하기에는 너무 거리감이 느껴진다고 불평하더라고요." 정신분석 학회에서 수련 과정 중인 치료자들도 더 저렴한 비용으로 심리치료와 정신분석을 제공한다. 미국 내에서 당신이 살고 있는 곳에서 가까운 기관을 찾으려면 www.apsa.org에 접속해 보라.

■셀마의 이야기:

시간

수십 년 동안 내 삶은 그 상담실의 어두운 조명이 비추는 치료용 긴 의자에서 보낸 월요일부터 금요일까지의 45분 회기를 중심으로 돌아갔다. 나는 사회 속에서도 적극적으로 살고 있었고, 주로(전적으로는 아니었지만) 남편과 자녀들이 주 대상이었다. 극단에도 깊게 관여되어 공연을 하고 워크숍을 열고 연기와 연극을 가르쳤다. 단체의 프로젝트 디렉터 등으로서도 월급을 받으며 일했다. 어떤 종류이든지 항상 수업을 들었고 자원봉사 일도 수없이 많이 했다. 다르게 말하면, 나는 소극적이고 철회된 삶을 살지 않았다. 분석을 마치고 날 때 내가 소극적이고 철회된 것처럼 느껴질 때도 있긴 했지만 말이다. 다른 사람들이 나를 보는 방식은 무척 다른 것 같았다. 나는 내가 이 치료를 받기 전보다 별로 달라진 게 없다고 생각했고, 내 친구들과도 별반 다를 바가 없다고 생각했다.

아마도 내가 분석을 통해 배운 가장 훌륭한 태도는 존중일 것이다. 나의 부모님은 한번도 나를 존중해 주지 않았다. 부모님은 존중이란 것이 불필요한 것처럼 그냥 지나쳐버렸다. 게다가 나는 어린 자녀에 불과했다. 내 분석가는 나의 느낌과 나를 존중해주었다. 나는 그때까지 그런 대우를 받아본 적이 없었다. 존중은 내게 새로운 것이었고, 그것을 믿고 이해하기까지는 오랜 시간이 걸렸다. 나는 아무에게도 내가 10시에서 11시까지 어디에 있는지 말하지 않았다. 내가 새로 발견한 지식을 누군가와 공유하면 그것을 잃어버릴까봐 두려웠다. 내가 그것을 잃어버리게 만들 것 같았다. 다른 사람들이 질투할 것 같았고 이 질투를 참을 자신이 없어서 포기하곤 했다. 그래서 내가 할 수 있는 한 모든 것을 비밀로 했다. 내 스케줄을 잘 관리해서 하루에 한 시간 동안 사라질 수 있게 만들었다. 많은 경우에 내가 맡은 일과 내 스케줄을 바꾸기 위해 해야 하는 일들이 스트레스로 다가와 짜증이 나기도 했다. 하지만 내 마음 속에는 내가 무엇을 할지에 대한 한치의 의심도 없었다. 나는 치료를 받으러 갈 것이었다. 그것처럼 강한 유대는 없었다. 왜인지는 모르지만 나는 매일 매일 치료를 받으러 가곤 했다. 어떤 때는 거기에 있는 시간이 고통스러웠다. 말도 할 수 없고 목이 꽉 매인 채 훌쩍일 때도 있었다. 하지만 빠지는 일은? 결코 없었다.

돈

분석가에게 듣게 되지 않을까 두려웠던 말은 "비용을 올려야겠어요"였다. 아마 치료자가 "유감이지만"이라는 말도 했던 것 같지만 그것은 내 기억에서 차단시켜버렸다. 자주 있었던 일은 아니지만 내가 몇 년 동안이나 분석을 받았기 때문에 어쩌다 한번씩 비용이 인상되곤 했다. 치료비가 인하되는 경우는 한번도 없었다. 나는 이 현실을 항상 받아들였고, 화나고 상처 받았지만 한번도 그에 대해 언급하지는 않았다. 나는 너무나 많은 것을 그와 나누었고, 자유 연상 이야기를 통해 나와 샐러리맨인 남편이 다섯 자녀를 양육하고 분석에 투자한 비용으로 힘들어하는 것을 분석가는 잘 알고 있었다. 그는 그런 부분에 대해서는 전혀 연민이 없는 듯 했다. 이 일 때문에 나는 우울감에 빠지곤 했는데 결국은 항상 받아들이곤 했다. 생활의 다른 부분들에서 비용을 절감해서 분석 비용을 내곤 했다. 다른 대안법들–회기 시간을 줄인다던가 종료하는 것–은 결코

받아들일 수 없었다. 아마 비용을 분석가와 이야기해볼 수도 있었겠지만, 그러지는 않았다. 분석을 받아도, 자기 자신이 아닌 다른 사람이 되는 것은 아니다. 아마 이 관계를 깨뜨리기에는 내 안의 분리 불안이 너무 컸던 것 같다.

나는 내가 수용한 점에 대해서 합리화를 했는데, 꽤 괜찮은 것이었다. 집을 떠나 대학교를 다니고 있던 큰 딸이 집에 와서 첫 해 첫 수업에서 교수에게 들은 이야기를 전달해주었다. 그 교수는 만약 4년 후에도 내 딸과 다른 학생들이 부모님을 존경한다면 학교는 망한 것이라고 했다는 것이었다. 우리 딸은 우리를 사랑하고 보고 싶었다고 말했지만 다른 친구들에게 따돌림받지 않으려면 이 사실을 비밀로 해야 한다고 말했다. 힘든 시간이 예상되었다. 우리 아이들은 성장하고 우리가 부모로서 바라지는 않지만 인생은 가혹할 수 있었다. 분석은 내가 버틸 수 있게 도와준 것뿐 아니라 우리 가족이 서로 원만히 의사소통하고 스트레스를 받을 때 서로 도울 수 있는 능력과 힘을 유지하도록 해주었다. 나는 여전히 분석을 받고 있었고 내가 투자한 모든 것은 그만한 값어치를 했다. 나는 내 삶에서 훌륭한 결정을 내린 것이었다. 우리는 중고차를 몰고 다녔고 세련된 가구 세트도 없었다. 하지만 가족 안의 사랑과 이해처럼 중요한 것들은 어느 때보다도 견고했고, 이제 자녀들이 성장하여 결혼을 하고 자녀를 나은 지금 인생은 더 복잡해졌지만 사랑과 이해는 더욱 강해지고 있다. 나는 비용 때문에 후회한 적이 없으며 아동기 때의 자기파괴적 양상을 재정비할 수 있는 이 기회를 잡을 수 있었던 것 때문에 내 자신을 행운아로 여긴다. 이제 비용은 중요하지 않게 여겨지는데, 전혀 상관이 없다고 말한다면 그건 거짓말일 것이다. 상관이 있었고 그것에 대해 다양한 감정들이 있었다. 하지만 나는 옳은 결정을 내렸다.

Q77 인지행동치료는 무엇인가요?

인지행동치료(CBT: Cognitive Behavioral Therapy) : 불안과 우울에 특히 도움이 된다고 입증된 심리치료의 한 형태.

인지행동치료는 쉽게 말하면 특정 장애의 인지적, 행동적 면을 체계적으로 조사함으로써 다양한 정신 건강 문제를 치료하는 방법이다. 비행과 관련된 공황발작의 예에서는, 다양한 왜곡된 사고와 행동이 나타날 수 있다. 인지행동치료에서는 10에서 12회기 동안 환자와 함께 이 왜곡된 사고와 행동을 직접적으로 평가하며 과제를 내주게 된다. 환자는 자신의 불안을 여러 요소로 나누어 보는 법을 배우고 따라서 자신의 불안을 더 잘 통제할 수 있게 되며, 눈에 띄는 결과가 나타날 수 있다. 왜곡된 사고의 예로는 비행기가 충돌하거나 비행기 탑승 중 공황발작으로 죽을 것이라는 생각이 있다. 이런 주제를 다룰 수 있는 방법 중 하나는 환자에게 통계학적 보고를 말해주고 환자가 두려워하는 충돌이나 심장 발작에 대해 안심시켜 주는 것이다. 공항 및 항공 여행에 대한 행동적 회피의 경우, 항공 여행에 대한 생각과, 공항에 가는 것, 그리고 마침내는 탑승권을 구매해서 비행기를 타는 것까지 점차적으로 환자를 둔감화시킴으로써 다시 자신감을 찾도록 도와줄 수 있다. 이와 동시에 진료실에서는 상승된 심박동률, 숨 가쁨, 어지러움을 모의 실험으로 흉내내서 이런 증상들이 나타날 때 스스로를 안심시킬 수 있게 가르친다. 공황을 일으킬만한 상황에 적극적으로 노출시키는 것은 이 치료 방법의 기본이며, 약물 치료를 병행하든 그렇지 않든 간에 여러 가지 신체적 증상들과 생각을 자세히 기록하는 것도 기본 요소이다. 인지행동치료는 치료받지 않으면 기능을 심각하게 손상시킬 수 있는 증상들에 대해 빠른 기간 안에 환자가 통제력을 얻을 수 있도록 하는데 매우 효과적이다.

Q78 내 치료 또는 의사에 대해 불안감을 느끼기 시작하면 어떻게 해야 하죠?

환자들은 치료 과정 중 흔히 불안을 경험한다. 그 이유는 현실적인 것에서부터 환자의 불안감을 나타내는 것까지 다양하다.

이 중 일부분은 이미 앞에서 다루어졌다(부적절한 치료자에 관한 73번 질문을 보라). 하지만 전적으로 적절한 치료자일지라도 치료의 일환으로 불안감이 일어날 수도 있다. 이 불안감은 매우 고통스럽고 불편하게 느껴질 수 있으며, 마음이 자신을 속일 수 있는 가장 쉬운 방법은 그 불편감의 이유를 치료자 때문이라고 생각해버리는 것이다. 가장 흔한 예로서 치료자와 환자 간의 깊어진 친밀감이 있다. 환자가 자신의 삶과 증상에 대해 이야기함에 따라 자신이 왜 세상에서 안전하다고 느끼지 못하는지가 명백해지거나, 혹은 치료자가 있는 진료실 안에서도 이전에 일어났던 외상적 사건이 똑같이 일어날 것이라고 예상하게 되는 것이다. 환자들이 흔히 하는 걱정 중에는 치료자가 자신을 약물로 통제하지는 않을까, 자신의 성적 취향을 동성애적인 것으로 만들어 버리지는 않을까, 자신을 경제적으로 이용하지 않을까, 전문적 정보(예: 주식에 대한 조언)를 이용하지는 않을까 등이 있다. 이런 일반적인 예들은 치료자를 신뢰하는 것에 대한 두려움을 보여준다. 환자의 입장에서는 치료자가 신뢰할 만하지 못하고 이상적이지 못하다고 생각하는 것이 치료실 밖의 자신의 현재 관계에서 경험하고 있는 친밀감의 두려움을 재경험했다고 믿는 것보다 훨씬 더 쉬울 수 있는 것이다. 환자가 진료실 밖에서 느끼고 생각하는 양상을 진료실 안에서 재창조해야 할 필요성을 이해하는 좋은 치료자는 이런 불안감을 환자의 치료 과정에서 나타나는 중요한 단서로 이해할 수 있다. 만약 당신의 치료자가 치료자나 다른 어떤 것에 대한 당신의 불안에 대해 이야기하는 것을 편히 받아들이지 못한다면, 더 많은 경험이 있는 다른 사람의 상담을 받아보는 것이 좋을 수 있다.

■셀마의 이야기:

느릿느릿, 천천히. 어떤 변화도 일어나지 않을 것처럼 보이는 때가 너무 많았다. 이 치료는 돈 낭비라고 스스로에게 말하곤 했다. 무엇을 위해 내가 우리 가족을 궁핍으로 몰아 넣었던가? 더 나빠진 것이 아니라면 최소한 나는 똑같아

보였다. 이전에 내가 생각했던 빛나는 자기상, 즉 내 훌륭한 연기력으로 세상을 깜짝 놀라게 하거나 훌륭한 작품으로 명예를 얻는 일은 일어나고 있지 않았다. 대신, 나는 파괴적인 관계를 계속해서 유지하며 치료용 의자에서 시간을 보내고 있었다. 나에게 그토록 심한 고통을 가져다 준 섭식 습관은 조금도 사라질 생각을 안 했다. 0.5킬로그램만 늘어도 과도하게 민감해져서 수치심 속에 집 밖으로 나갈 생각을 안 했다.

왜 내가 시간과 돈을 낭비하고 있나? 자신에게 분석을 더 잘 적용하는 사람에게 사용되어야 하는 것이 아닌가? 나에게는 낭비되는 것처럼 느껴졌다. 한번은(한번만 그랬던 적은 당연히 아니지만) 분석가에게 변화가 없는 것 같다고, 그리고 나는 변할 수 없을 것이라고 말했다. 내가 너무 바보같이 느껴졌다. 내가 무대에서 연기했던 금발의 백치와 꼭 같았다. 그는 아무 설명도 하지 않았는데, 이것은 뭐 새로운 사실도 아니었다. 나는 내 실패에 대해 울면서 떠났다. 하지만 항상 그랬듯이 분석가의 몇 마디 안 되는 말 중 하나가 내 마음에 남아 있었다. 내 의심과 고통에도 불구하고 그의 말이 어떤 뜻인지 생각해보았다. 어떤 변화가 있었나요? 나는 그의 말을 곱씹어 보았다. 책을 쓸 말한 정도의 변화는 일어나지 않았다.

힘든 고생 끝에, 이제는 다르게 행동할 수 있다는 희미한 빛이 보였고 나는 관계 내에서 자동적으로 다르게 반응하고 있었다. 그리고 물러나서 자기 연민을 느끼고 싶을 때 적어도 집 밖으로 나와서 움직였다. 좀 늦었다는 감은 있었지만 최소한 진행되고 있는 일에 관여했다. 이런 자기 존중의 작은 자취들이 남기 시작했다. 이것이 내 인생을 주도하는데 미친 영향과 그 가치는 돈으로 살 수 없는 것이었다. 나는 인생을 덜 불안하게 살기 시작하고 있었다.

Q79 언제 약물 치료를 심각하게 고려해야 하죠?

약물 치료는 증상때문에 정신 치료를 생각할 정도라면 누구나 고려해 볼 수 있다. 약물 치료를 시행할지의 여부는 몇 가지 요소에 의해 결정되는데, 첫 번째는 약물 복용에 대한 환자의 의향이다. 어떤 환자들은 단순히 부작용 때문에, 또는 약으로 인해 자신의 통제력을 잃을까봐 두려워서 약물 치료를 꺼린다. 불안한 사람들은 이런 두려움을 느낄 수 있고, 약물을 과다 복용하면 실제로 뇌에 영향을 미쳐서 정신 상태의 변화를 일으킬 수도 있다. 하지만 약물 치료의 일차적 목적은 부작용 없이 증상 및 원치 않는 사고 방식을 더 잘 통제하는 것이다. 대부분의 환자들은 증상으로 인한 불편감이 커질수록, 의사에 대한 신뢰감이 점차 늘어날수록, 그리고 정서적 고통을 감소시켜 줄 약물의 효능을 믿으면 약물 치료를 받아볼 생각을 하게 된다. 그래도 약물 복용이 무섭다면, 걱정하지 말라. 심리치료가 남아 있다.

대부분의 환자들은 자신만의 역치가 있다. 그들이 겪는 증상이 이 역치를 넘어 서게 되면 치료자에게 상담받으러 온다. 증상이 너무 감당하기 힘들어서 누군가와 상담하기 위해 기다리는 과정이 고통스럽다면, 약물 치료를 받을 필요가 있을 것이다. 공황발작이 정기적으로 일어나거나, 비행기를 타거나 집 밖으로 나갈 수 없거나, 일하거나 가족을 돌보는 능력이 손상되었거나, 읽기 능력 또는 집중력이 떨어졌거나, 마음 속에 불이 난 것 같다면, 약물 치료를 받아야 할 것이다. 약물 치료는 주로 짧은 기간 동안 행해지기 때문에 몇 달만에 약에 의존하게 되지는 않는다. 그렇지만 필요한 것이 있는데, 나아지고자 하는 본인의 의지, 그리고 의사가 당신에게 가장 효과 있는 약물을 찾아줄 것이라는 믿음이다. 당신은 충분한 정보에 근거한 결정을 내리고 더 자유로운 선택을 할 수 있도록 의사와 함께 약물을 복용하는 것과 안 하는 것의 장단점을 솔직히 이야기할 수 있어야 한다.

80 불안 장애의 치료에 가장 자주 사용되는 약물은 무엇이며 나에게는 어떤 것이 적합할까요?

불안장애의 치료에 흔히 사용되는 약물이 표 3에 요약되어 있다. 중요한 점은 당신의 상태에 적합한 약물을 복용하는 것이다. 만약 우울증과 조울증이 동반된 것 같다면, 당신의 주치의는 이런 점도 함께 고려할 것이며 당신과 함께 의논해서 가능한 한 적은 종류의 약물을 복용하도록 할 것이다. 비용이 문제가 된다면, 삼환계 항우울제처럼 상표 등록이 되어 있지 않은 약물(표에는 나와 있지 않다)을 복용할 수도 있는데, 이런 약물의 경우 부작용이 더 심하다. 만약 다른 사람들 앞에서 무언가를 하는 것이 불안하다면, 베타 수용체 차단제를 복용하게 될 것이다. 흔히 벤조디아제핀과 **세로토닌 재흡수 억제제**(SRI)와 같은 두 가지 종류의 약물이 함께 사용된다. 불안 장애를 가뭄이라고 생각했을 때 벤조디아제핀은 정원에 즉시 물을 공급할 수 있는 호스와 같고, SRI는 천천히 물을 뿜어 내는 스프링클러와 같은 것이다. 가뭄을 예방하기 위해 미리 대비하는 동시에 즉시 물을 공급해주어야 할 수도 있다.

> ***세로토닌 재흡수 억제제(SRI: Serotonin Reuptake Inhibitor) :*** 세로토닌이 신경계에서 신진대사되는 비율을 감소시켜 우울과 불안을 치료하는데 사용되는 약물의 종류.

표3. 불안 장애의 치료에 주로 사용되는 약제

범주	작용 기전	약제 이름	투여량	부작용
벤조디아제핀	알코올이 뇌에 작용하는 부위와 같은 곳에 즉시 작용 즉각적인 항불안 효과	Lorazepam(Ativan) Clonazepam (Klonopin) Alprazolam(Xanax)	1–2mg 3회/일 0.5–1mg 2회/일 0.5mg 3회/일	진정 작용 약물 중독 약물 의존 혼란 서투른 행동 금단 증상

범주	작용 기전	약제 이름	투여량	부작용
세로토닌 재흡수 억제제 (SRI)	몇 주에 걸쳐 불안 체계 내 핵심 부위의 세로토닌 수치를 증가시킴으로서, 점차적으로 불안을 감소시킴	Escitalopram (Lexapro) Citalopram(Celexa) Sertraline(Zoloft) Fluoxetine(Prozac) Luvoxamine(Luvox) Paroxetine(Paxil)	10–20mg/일 10–80mg/일 50–200mg/일 10–80mg/일 50–400mg/일 10–80mg/일	진정 작용 구역, 설사 체중 증가 성욕 상실 불감증/사정 지연 조증/경조증으로의 갑작스런 변화
비전형적 항정신병제	소량으로 사용될 경우 사고 및 기분 장해에서 비롯되는 증상을 치료	Olanzapine(Zyprexa) Risperidone(Risperdal) Ziprasidone(Geodon) Quetiapine(Seroquel)	1.25–30mg/일 0.25–4mg/일 10–160mg/일 25–800mg/일	체중 증가 진정 작용 혼란
기분 안정제	불안의 생성과 관련된 부위의 세포막을 안정시키며 일부 발작 장애의 치료에도 효과가 있음	Valproic acid (Depakote) Lithium(Eskalith) Carbamazepine (Tegretol) Gabapentin (Neurontin)	125–1250mg/일 300–1200mg/일 200–1200mg/일 300–3600mg/일	체중 증가 진정 작용 의학적 합병증 (신장, 혈액)
세로토닌 노르에피네프린 재흡수 억제제	SRI와 동일, 고용량에서 노르에피네프린 농도에 영향을 미침	Venlafaxine(Effexor)	37.5mg/일 300mg/일	SRI와 동일, 고용량에서는 소변 정체, 고혈압, 변비 또는 시야가 흐려질 가능성이 있음
베타 수용체 차단제	심장을 뛰게 하는 수용체를 차단함으로써 떨림, 땀흘림, 빈맥을 멈추게 함	Propranolol(Inderal) Atenolol(Tenormin)	10–20mg 1~3회 /일 25–50mg 1~2회 /일	혈압이 낮아져 어지럼증이 나타날 수 있음 프로프라놀롤의 경우 천식이 악화될 수 있음
각성제	ADHD의 주의산만함과 초조함을 진정시킴	Amphetamines (Adderall) Methylphenidate (Ritalin)	5–60mg/일 5–60mg/일	빈맥, 과민성, 떨림, 소화 불량, 식용/체중 저하

Q81 SRI계 약물에 대해서 알아야 할 것은 무엇인가요?

SRI계 약물은 불안에 대한 약물 치료의 주축을 차지한다. 이 약물은 안전하고 광범위하게 효과를 발휘하며 불안의 기저에 있는 혹은 불안 때문에 생긴 우울 증상도 완화시킨다. 이 약물을 사용하는 많은 환자들이 불안 증상이 경감되며 적어도 초기에는 최소한의 부작용만이 나타난다. 즉각적으로 나타나는 부작용인 두통, 소화 불량, 진정 작용 등은 일시적인 경우가 흔하며 이부프로펜이나 디살리실산 비스머스로 치료 가능하다. 체중 증가나 성기능 장애는 장기적으로 문제가 될 수도, 되지 않을 수도 있다. 체중이 증가한다고 해도 많은 환자들이 약물 복용을 시작한 후 처음 6개월 동안은 몸무게가 늘지 않는다. 이 시기에 불안은 정신약물에 반응이 좋고 관리하기가 훨씬 쉽다. 마찬가지로, 많은 환자들이 성기능 장애를 호소하지만, 호소하지 않는 환자들도 많다. 흔히 보고되는 성기능 장애로는 성욕 감퇴, 오르가즘까지 걸리는 시간의 증가, 불감증 등이 있다. 우울증도 성욕 감퇴를 야기하기 때문에 많은 환자들이 우울증이 완화됨에 따라 성적 욕구도 향상되는지 기다려 보기 원하며 약물의 부작용으로 인한 성욕감퇴인지는 그 때 평가하게 된다. 이미 조루증이 있는 남성들은 부작용으로 나타나는 사정까지의 지연된 시간을 오히려 반갑게 여긴다. 대부분의 환자들에게 약물로 인한 불감증은 인내의 한계를 넘어선다.

다행히도, 성기능 장애를 덜 일으키는 다른 우울증 약물들도 있다.

SRI계 약물의 독특한 부작용이지만 흔히 간과되는 것 중 하나는 조증이나 경조증이다. 이 부작용이 나타나는 환자들은 특징적으로 이전에 주요 우울증 그리고 조증 또는 경조증적 행동의 병력이 있다. SRI 약물은 고양된 기분을 자극시킨다. 하지만 SRI 약물 복용 자체 때문에 경조증적 징후가 나타나는 환자들이 있는데, 주로 낮은 복량에서 그리고 복용 초반 1~2주 내에 나타난다. 경조증적 행동은 감소된 수면 욕구, 증가된 다행감 또는 과민성, 마음이 빨리 움직이는 듯한 느낌을 포함한다(조증은 경조증의 더 심각하고 오래 유지되는 형태이다). 경조증이 있는 사람은 훨씬 더 창조적, 감각적, 관능적, 또는 활발해진 느낌을 가질 수 있다. 경조증이 있는 환자들 대부분이 그 상태를 마음에 들어하고 아무 문제가 없다고 생각하지만, 조증이 되는 것의 위험성은 인식하지 못한다. 조증은 흔히 동반되는 증상인 과대성, 무모함, 판단력 저하 등으로 인해 그 사람의 직업, 결혼 생활, 그리고 삶 전체를 위험에 빠뜨릴 수도 있다. 통계적으로 보면 SRI 약물을 처방 받는 대부분의 환자들은 의도는 좋지만 바쁜 일차 의료진에 의해 처방되는 경우가 많다. 이런 의사들은 SRI 약물을 처방한 후 몇 주 후에야 환자를 재진하게 된다. 그 사이에 경조증 행동이 나타날 수 있으며 이런 미묘한 초기 변화는 숙련된 사람이 아니라면 쉽게 간과해 버릴 수 있다.

Q82 벤조디아제핀에 대해 알아야 할 것은 무엇인가요?

벤조디아제핀은 종종 양날의 칼처럼 작용한다. 적당한 상황에서는 효과가 매우 좋지만 상당한 위험도 따른다는 뜻이다. 적당량을 복용하게 되면 최소한의 부작용으로 신속하고 효과적인 작용이 나타나서 허리케인처럼 변해가는 마음을 신속히 진정시켜 맑은 날처럼 느끼게 될 수 있다. 벤조디아제핀은 시간이 지남에 따라 효과가 줄어들게 되고, 사용기간이 더 길어질 수 있으며 더 안전한 두번째 약물을 시작하지 않고는 동등한 효과를 얻기 위해 복용량을 증가시켜야 할 수도 있다. 벤조디아제핀은 복용하다가 중단하기 힘들 수 있으며 반향성 불안이 생길 수 있다. 의존(의지를 가지고 신중하게 복용량을 점차 줄여나가지 않고서는 복용을 중단하기가 어렵다), 금단(갑자기 복용을 중단하면 생명을 위협하거나 최소한 불편감을 초래하게 된다), 정기적으로 높은 용량을 복용하는 것의 장기적인 부작용(기억력 손상 등)을 인식하기만 한다면 약물 요법을 지혜롭게 사용하여 이득을 최대화시킬 수 있다. 나의 경우 장기적으로 작용하는 클로나제팜과 같은 벤조디아제핀을 선호하는데, 혈액 내 수치의 급작스런 변화나 반향성 불안 증상을 피할 수 있기 때문이다. 증상의 즉각적인 경감을 위해 벤조디아제핀을 시작하면서 동시에 장기적인 사용을 위해 SRI를 시작하면 SRI 치료가 자리잡은 이후 몇 주 안에 벤조디아제핀을 줄여 나가는데에 도움이 된다. 이 방법은 대부분 효과가 좋으며 불필요한 부작용이 나타나지 않는다.

Q 83 항정신병 약물이 불안의 치료에도 사용되나요?

> ***항정신병제 (Antipsychotic) :*** 정신증(예: 환청, 편집증 등)과 심한 불안을 치료하는데 사용되는 정신과 약물.

비전형적 **항정신병제**는 불안 장애의 치료에 독특한 역할을 한다. 대부분의 환자들은 위의 두 가지 중 하나 또는 두가지 종류 모두로(예: 벤조디아제핀 약물 한 종류와 SRI 약물 한 종류) 약물 치료를 시작하게 된다. 하지만 어떤 환자들은 과거의 물질 남용 경험 또는 물질 남용 가능성에 대한 염려 때문에 벤조디아제핀을 복용할 수 없는 경우가 있다. 어떤 환자들은 정신증에 달하는 수준의 불안 증상이 있다(예: 수술 부작용에 대한 끔찍한 공포 때문에 악성 종양을 떼어내는 수술을 받기 꺼려하는 환자). 또 어떤 환자들은 조증이나 경조증이 있어서 이미 불안한 마음이 더욱 증폭될 수 있다. 비전형적 항정신병제는 이런 상황에서 효과가 좋으며 정신분열병의 관리에 필요한 것보다 훨씬 낮은 복용량을 필요로 한다. 이 약물 종류의 더 위험한 부작용 대부분은 더 오랜 기간 동안 많은 양을 복용했을 때 일어나기 때문에 불안의 맥락에서는 주로 안전하게 사용될 수 있다.

84 기분 안정제에 대해 알아야 할 것은 무엇인가요?

기분 안정제는 일차적으로 기분을 관리하기 위해 사용된다. 따라서 단순한 우울감과 기분 저하보다 심하고 불안한 특징도 함께 나타나는 기분 장애가 있다면(즉, 기분 변화의 문제가 있다면), 기분 안정제가 적합할 수 있다. 어떤 종류의 약을 선택할지는 꽤 복잡한 문제이며 보통 의사와의 자세한 상담 후에 결정 내려지게 된다. 하지만 여전히 많은 환자들이 자신의 문제가 단순히 심각한 불안이라고 생각하며 찾아오는데, 물론 그 사실도 맞겠지만, 이전에 한번도 양극성 장애나 양극성 범주 장애가 적절히 감별 진단된 적이 없는 경우가 많다. 이런 경우 기분 안정제를 복용하는 것이 불안을 관리하는데 궁극적인 변화를 가져올 수 있다.

> ***기분 안정제(Mood stabilizer) :*** 기분 상태의 균형을 맞추기 위한 정신과 약물.

85 베타 차단제에 대해 알아야 할 것은 무엇인가요?

베타 차단제는 심장을 빨리 뛰게 만드는 심장의 베타 수용체를 차단함으로써 작용한다. 이 기전은 저혈압에서도 나타나며, 저혈압이 애초에 이 약물을 복용하게 되는 주된 이유이기도 하다. 하지만 무대 공포증, 사람들 앞에서 말하는 것에 대한 불안, 수행 불안(예: 시험)의 관리를 위해서는 베타 수용체의 차단이 몸이 과도하게 활성화되는 것을 막아준다. 이 방법은 심장이 빨리 뛰는 것을 줄여주기 때문에 공황발작이 임박했을 때 나타나는 땀 흘림, 숨 가쁨, 구역도 감소시킨다. 이 약물을 정기적으로 복용하는 것은 이론적으로는 우울증으로 이어질 수 있지만, 이런 부작용은 낮은 용량과 빈도로 약을 복용한다면 흔치 않다. 만약 천식이 있다면 천식 발작을 유도하지 않는 선택적 베타 차단제를 사용해야 한다.

86 각성제에 대해 알아야 할 것은 무엇인가요?

각성제가 **주의력 결핍 과잉행동 장애**(ADHD) 환자들의 불안을 진정시켜준다는 사실은 현대 정신약리학의 모순 중 하나이다. 대부분의 사람들에게 더 많은 에너지를 불어넣고 집중을 더 잘하게 만드는 약물이(그렇지만 과도하게 흥분하거나 떨리거나 구역질 나거나 두통이 생길 위험이 있는) ADHD 환자의 구겨진 마음을 펼 수 있는 것이다. 많은 환자들이 자신의 세계에서는 쉽게 주의가 흐트러지고 초조하고 자극에 과민해서 이성을 쉽게 잃게 된다고 말한다. 각성제 복용은 ADHD 약물 치료의 첫 단계이며 안정을 가져온다. 만약 ADHD 때문에 염려하고 있다면 의사와 상의하거나 Hallowell과 Ratey가 쓴 *Driven to Distraction*을 읽어보라.

> ***각성제 (Stimulant) :***
> 암페타민 종류에 근거한 약물로서 주의력 결핍 장애의 치료에 사용되며 가끔씩 우울증의 치료에도 사용됨.
>
> ***주의력 결핍 과잉행동 장애 (ADHD) :***
> 주의력 결핍 또는 과잉행동 증상의 범주를 포함하는 정신과 장애.

87 위약(플라시보) 효과란 무엇인가요?

위약 효과는 연구자들과 사람들의 마음을 어리둥절하게 만들 정도로 매우 강력하다. 아마도 뇌가 특정 상황에서 패턴을 인식하고 예상하는 능력 때문에, 우리 문화에서는 병원에 가서 흰 색 가운을 입은 사람을 보고 약을 복용하는 것과 나아지는 것을 연관시키곤 한다. 설탕으로 구성된 알약을 먹지만 나아질 것이라고 기대하는 환자는 그 기대 및 그 기대가 자극하는 뇌 화학의 단계적 반응 때문에 실제로 나아질 수 있다. 정신의학에서는, 약물이 승인되려면 40% 정도 되는 위약 효과의 호전 비율보다 통계적으로 유의미하게 높은 효과가 있어야 한다. 이것은 최소 두 가지를 뜻한다. 첫 번째는 실제로 약물이 이런 기준 하에 승인되면 그 약을 복용했을 때 효과가 있을 확률이 높다는 것이다. 두 번째는 통제 집단 중 40%의 환자들은 설탕 알약만으로, 또는 실험에 참가하는 것만으로, 또는 그 실험에 참여함으로써 얻는 의학적인 관심 만으로도 호전된다는 것이다. 위약 효과는 불안을 치료할 때 약물 효과를 넘어서 마음을 통제하는데 도움을 준다(불안의 대안 치료법을 참조하라).

Q 88 약초에 대해 알아야 할 점은 무엇인가요?

이제까지 논의된 약물들은 서양 의학에서 나온 것들이다. 즉 미국식품의약국의 승인을 받았다는 뜻인데, 그러기 위해서는 여러 단계의 임상 실험을 통과했고 위약보다 효과가 좋은 것으로 밝혀졌다는 뜻이다. 하지만 약초의 효과는 일화를 통해 전해져 내려온다. 약초가 통제된 실험에서 과학적 효과를 보이지 않았다는 이유 때문에 특정 개인에게 도움이 되지 말라는 법은 없다. 하지만 이 말은 한편으로는 그 약초만의 부작용, 또는 다른 약물들과 함께 복용되었을 때의 부작용도 있을 수 있다는 뜻도 된다. 약초는 주로 건강 식품점이나 전통 중국 개업의에게 살 수 있다. 한 가지 확실한 점은 치료자가 누구이든지 간에 현재 복용 중인 약물을 말해줘서 기존에 알려져 있는 부작용을 예방할 수 있다는 점이다. 미국 내에서 동양 의학이 인기를 얻어감에 따라 많은 주류 대학 병원들이 대안 의학 센터를 개설하고 있으며 이런 곳에서도 약초에 대한 최신 정보를 얻을 수 있다.

Q 89 약물 복용이나 치료를 언제 중단해도 괜찮은지 어떻게 알 수 있나요?

약물 복용이나 심리치료를 중단하는 결정은 건강한 치료 관계에서 일어나는 자연스러운 현상이다. 환자가 개인적인 사정으로 치료를 중단하기로 결정하지 않는 한, 약물 복용의 중단과 심리치료의 중단이 동시에 일어나는 경우는 거의 없다. 이 원칙은 기본 인지적 추론을 따른다. 만약 환자가 A시점에서 불안 증상의 치료를 위해 내원하고, B시점에서 약물을 복용하여 증상이 완화되고 C시점에서 어떻게 해야 할지 고민하고 있다면, 환자의 마음속에서는 증상 완화가 약물 복용과 B시점과 연관되어 있다고 생각하기 쉽다. 약물을 복용하지 않으면서 동일한 효과를 얻으려면 환자가 A시점으로 돌아가지 않도록 추가적 개입이 필요하다. 여기에서 심리치료가 빛을 발한다. 약물 복용을 중단하기 위해서 환자는 심리치료가 제공하는 구조적인 도구가 필요한 것이다.

각 환자에게는 치료 종류와 목적에 따라 다른 종류의 알고리즘이 적용된다. 어떤 환자들은 비교적 기간이 짧고 대처 기술을 습득함으로써 증상이 완화되는 인지행동치료를 더 편하게 느낀다. 어떤 사람들은 자신의 불안의 근원에 대해 궁금해하며 고통의 시기를 더 내성적인 정신 역동 치료를 받는 기회로 삼길 원한다. 위기를 뜻하는 한자가 위험과 기회를 뜻하는 문자로 구성되어 있는 것처럼, 환자들도 자신의 증상을 최대한 잘 이용하고 그 증상에서 배움을 이끌어 낼 수 있다. 많은 연구 결과에 의하면, 약물만 복용하는 환자들보다 약물 치료와 심리치료를 병행하는 환자들이 더 결과가 좋다고 한다. 더 탐색적인 종류의 심리치료의 경우 한 가지 단서가 또 다른 단서로 꼬리에 꼬리를 물고 이어지기 때문에 수년의 시간이 걸릴 수도 있다. 이런 심리치료 회기 내에서 환자는 자신이 늘 견뎌야 했던, 하지만 이제는 덜 일어나는, 불안을 재창조함으로써 자신의 삶 속에서 나타나는 패턴을 더 잘 이해하게 되는 이득을 지속적으로 얻게 된다.

Q 90 어떤 종류의 약물 반응이 심각하거나 치명적일 수 있나요?

불안 장애 치료에 사용되는 약물의 경우 그 약물을 복용하는 사람이라면 누구나 알고 있어야 할 절대적인 주의 사항들이 있다. 부디 다음의 내용을 기억하라.

1. **과다 복용**. 어떤 약물이든지 간에 실수로 또는 고의적으로 과도한 양을 복용하게 되면 심각한 문제가 생길 수 있다. 특히 벤조디아제핀, 리튬, 삼환계 항우울제는 치명적일 수 있다. 벤조디아제핀은 특히 알코올과 섞이면 호흡 억제를 일으켜서 무의식 상태 또는 죽음으로 이어질 수 있다. 리튬 중독은 완연한 혼수 상태로 넘어가기 전에 혼란, 말이 어눌해짐, 비틀거림, 신부전증 등이 나타날 수 있다. 삼환계 항우울제는 과도한 진정 작용과 심장 이상을 일으킬 수 있다. 이상의 모든 것들이 자살 시도의 경우 치명적인 결과를 낳을 수 있고 이 약물을 복용하고 있는 환자의 자살 사고는 면밀히 감시되어야 한다.
2. **금단**. 모든 약물은 금단기에 치료받고 있던 증상의 재발 등과 같은 심각한 부작용을 낳을 수 있으며, 위험한 부작용도 나타날 수 있다. 벤조디아제핀의 경우 높은 용량을 오랫동안 복용하면 생길 수 있는 생리학적 의존 상태에 대한 심각성을 이해하지 못한다면 금단 증상이 정신과적 응급 상황으로도 이어질 수 있다. 금단의 즉각적(24시간 이내) 징후에는 땀 흘림, 구역, 빈맥, 숨 가빠짐, 떨림, 심한 불편감 등이 있다. 금단의 상대

적 상태를 대체할 수 있는 벤조디아제핀이 투약되지 않는다면 환자는 진전 섬망증(알코올 금단에서처럼)으로 진행될 수 있다. 이 상태는 혼란 및 변동하는 생체 징후, 의식 소실이 동반된 발작, 뇌졸중, 또는 심장 발작을 일으킬 수 있다. 만약 당신이 벤조디아제핀을 복용 중이라면 의사에게 교육을 받아야 하고 이상의 모든 내용에 대해 알고 있어야 한다.

3. 기타. 어떤 약물에서도 흔치 않은 부작용이 나타날 가능성이 있다. Olanzapine은 적절히 치료되지 않으면 혼수를 포함한 당뇨의 증상을 유발할 수 있는 고혈당과 상관이 있나. 많은 종류의 각성제가 양극성 장애 또는 왜곡된 사고의 경향이 있는 사람들의 증상을 악화시킬 수 있다. 프로프라놀롤은 천식의 개인력이 있는 사람에게 천식 발작을 일으킬 수 있다.

▶ 불안의 대안 치료법 ◀

Q91 *불안 장애의 부가적인 개입 방법에는 어떤 것들이 있나요?*

표준 정신과 교과서에는 부가적인 개입 방법들에 대한 설명이 나와 있지 않지만, 많은 환자들이 자신의 불안을 관리하기 위해 스스로 행했던 온갖 종류의 방법들에 대해 이야기하곤 한다. 이런 방법들은 엄격한 과학적인 방법을 사용해 연구하기는 힘들지만, 나는 개인적으로 이런 방법들이 부가적인 전략으로서 도움이 된다고 믿는다. 어떤 사람들은 영혼의 어두운 밤에 빛을 비추기 위해 코메디 클럽에 가거나, 유머 문학을 읽거나, 유머 감각이 있는 친구를 만나거나 한다. 어떤 사람들은 우울감을 해소하기 위해 조소, 춤, 회화, 보석 디자인, 창작, 양재 등의 예술 활동을 추구함으로써 내적 좌절을 승화시켜 이런 느낌을 표현하는 외적 작품을 탄생시킨다.

■ 릭의 이야기:

유머는 내가 사용하는 훌륭한 대처 방법이다. 나는 희극을 관람하거나 공연하기를 좋아하며 직접 작품을 쓰기도 한다. 내가 강박장애와 불안을 호전시켜보려고 노력하는 동시에 힘들어하는 다른 사람들을 웃게 만듦으로써 도움이 될 수도 있다는 생각을 하면 기분이 좋아진다(가끔씩 내가 썰렁한 농담을 하기도 하지만, 그래도 이것 때문에 그들이 깊은 상처는 안 받겠지!). 하지만, 내가 공연하는 날에는 코메디 클럽에 가는 것이 내 불안을 경감시켜 주지는 않는다. 모르는 사람들 앞에서 무대 위에 서는 것은 불안감을 유발하지만, 온 세상을 다 준다 해도 그 경험을 바꾸지 않을 것이다. 어떤 불안은 그 값어치를 한다!

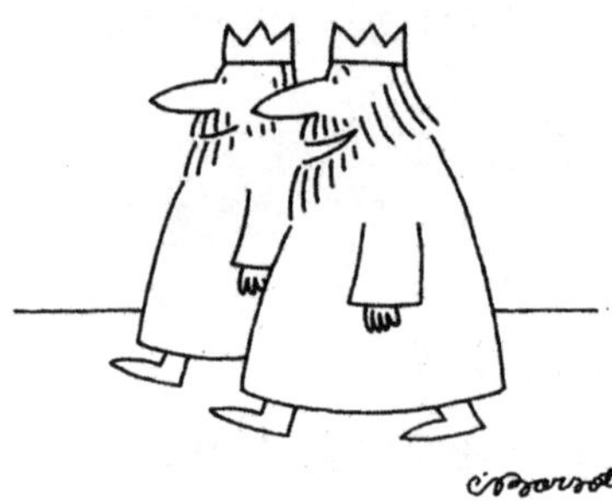

"신기해, 내가 프로작을 복용한 후부터 이 짜증나는 왕국 전체가 더 행복해진거 있지."

Q 92 가상현실 치료 또는 인터넷을 이용한 치료를 받을 수 있나요?

(미국의 인터넷 치료는 우리나라와 차이가 있음)

이런 질문들은 자가 치료에 관한 것이다. 만약 당신이 외국에 살고 있는데 당신의 모국어를 할 수 있는 치료자를 찾을 수 없다면 이런 질문이 더 마음에 와 닿을 것이다. 또 당신의 공포증이 너무 심하거나 의사에 대한 공포 때문에 집 밖으로 나갈 수가 없다면, 혹은 불안 때문에 의사를 만날 수 없는 경우에도 이런 궁금점을 가질 수 있을 것이다. 한 마디로 답하자면, 당신이 할 수 있으며 효과가 있는 것은 무엇이든 하는 것이 좋다. 내가 알기로는 불안 장애에 대한 정보를 제공하는 웹사이트는 많이 있지만, 인터넷 상으로 치료를 하는 웹사이트는 없는 것 같다. 사람들과의 상호 작용이 불안 장애에서 흔히 나타나는 두려움 중 하나이기 때문에, 치료 전문가와의 상호작용 자체가 치료적 효과를 낼 수 있다. 따라서, 전문가에게 올바른 진단을 받는 것과 더불어 전문가와 대면하여 상담받는 것은 치료에 있어서 제일 좋은 시작 방법이다. 만약 당신이 외국에 있거나, 외국에 있는 친척을 위해 도움을 구하고 있다면, 또는 집 밖으로 나가는 것이 어렵다면, 제일 먼저 할 수 있는 것 중 하나가 에드먼드 번(Edmund Bourne)의 *불안과 공포증 워크북*(Anxiety and Phobia Workbook)을 구하는 것이다. 정신과 의사와의 전화상담을 통해 더 장기적인 전략을 수립하기 전까지는 혼자서 이 워크북을 가지고 치료를 시도해볼 수 있다. 만약 당신이 강박장애가 있는 것 같고 전염이나 다른 종류의 노출에 대한 공포 때문에 집을 떠날 수 없다면, Jeffrey Schwartz의 Brain Lock:*Free Yourself from Obsessive Compulsive Behavior*책을 주문해 보라. 이런 종류의 자조 도서는 정신과의사에게 또는 응급실로 발걸음을 뗄 수 있도록 도와줄 것이다. 이런 이야기를 전화로 정신건강 전문가에게 설명한다면, 그는 당신이 가능한 한 최선을 다하고 있다는 것을 이해할 것이며, 다른 상황에서는 당신이 더 많은 것을 할 능력이 있다는 것을 알게 될 것이다.

New York Hospital-Cornell의 JoAnn Difede 박사는 뉴욕 세계 무역 센터 테러 사건의 생존자들을 대상으로 가상 현실 치료를 하는 흥미로운 연구를 했다. 그 날의 비디오 장면을 약한 장면에서부터 시작하여 매우 충격적인 장면까지 점차로 보여주는(처음에는 음향 없이 시작하여 점차 음향을 넣어서) 독특한 노출 치료를 시행했으며, 그 결과는 꽤 효과가 있었다. 이 연구는 환자들을 외상적 기억을 둔감화시키는 치료를 개개인에 맞추기 위해 이 시대의 기술이 얼마만큼 사용될 수 있는지에 대해 생각해 보게 만든다. 하지만 기억해야 할 점은, 불안 장애의 다른 치료법과 마찬가지로 이런 종류의 치료 역시 그 개인의 전반적 치료 프로그램에 이런 방법을 어떻게 통합시켜야 할지를 아는 정신 건강 전문가가 했을 때 가장 좋다는 것이다.

Q93 최면은 어떻게 도움이 될 수 있나요?

최면은 수세기에 걸쳐 치료를 하기 위해 사용되어 왔으며, 오늘날은 최면의 기저에 있는 과학이 더 잘 알려져 있다. 초집중되고 깊은, 부분적인 최면 상태는 마음이 스스로의 힘을 발휘할 수 있게 만든다. 모든 최면은 스스로를 최면시킬 수 있는 그 개인의 능력을 동원한다는 점에서 자기 최면이다. 최면의 결과는 흥미롭고 강력한데, 자기 최면을 배우는 환자들은 과민성 대장 증후군의 증상이 더 적으며 병원에서 통증 약물을 덜 요구하며 경막 외 마취 없이 아이를 낳는다. 최면은 공포증과 외상후 스트레스 장애의 치료에 있어서도 좀 더 통제된 상황에서 외상 기억을 떠올리거나 비행기 이륙 장면을 상상하게 하는데에 도움이 된다. 정기적으로 최면을 실행하는 사람들은 (보통은 정신과 의사나 심리학자) 이 기법의 힘에 대해 진술할 수 있을 것이다.

Q94 바이오피드백 또는 심상유도는 어떻게 도움이 되나요?

바이오피드백 요법은 스스로를 조절하는 것을 돕기 위해 기본적인 몸-

마음 원리를 사용하며, 주로 다음의 원칙 중 일부를 조합하여 치료한다. 심박률, 땀 반응, 호흡, 뇌파를 측정하는 일련의 기구를 환자에게 연결시킨다. 심상에 집중하는 것은 환자가 안정하는데 도움을 줘서 이런 것들의 수치를 감소시킬 수 있다. 환자가 정신적 기능과 심박률의 감소가 심상을 통한 마음의 진정과 상관있다는 것을 깨닫게 되면, 이후 스트레스를 받을 때에 새로운 정신적, 생리학적 반응이 나타날 수 있다. 일부 개입 방법들은 내적 생리학적 상태를 모니터할 수 있는 능력을 키워줌으로써 외적 스트레스를 경험할 때 자신의 내적 환경을 조절할 수 있도록 도와준다.

바이오피드백 (Biofeedback) : 불안을 자극하는 상황에 대한 자신의 신체적 반응을 모니터하고 신체적 반응을 감소시킴으로써 불안을 경감시키는 방법.

Q95 *침술이 도움이 될 수 있나요?*

다른 모든 방법들이 다 효과가 없다면, 또는 약물의 부작용을 견디기 힘들다면, 아니면 단지 더 자연스러운 치료 과정을 원한다면, 침술이 도움이 될 수 있다. 침술이 생체 내부의 신경전달물질을 활성화시키든, 몸에 대한 마음의 힘을 동원하는 것이든, 굉장한 효과를 낼 수 있다는 것은 사실이다. 중국인들이 침술만을 사용하여 개심술을 할 수 있다는 점을 고려해 보면, 불안 장애의 치료를 돕기 위해 침술의 도움을 받는 것은 지나친 것이 아니다. 참고 문헌 부분에 침술에 대한 더 많은 자료가 나와 있다.

더 즉각적인 효과를 내며 부작용이 거의 없는 또 다른 침술 치료 방법은 Alpha-Stim SCS 두 개 전기치료 장치를 사용하는 것이다. 이 장치는 양쪽 귓불에 작은 전기를 전달한다. 이 파형은 뇌파 활동을 정상화시켜서 불안에서 나타나는 감정의 기복을 줄여준다. 이 장치를 사용해 본 환자들은 마치 우울증 환자들이 겨울에 기분을 상승시키기 위해 광치료를 받은 후 보고하는 것과 비슷한 효과를 보고한다.

96 식이, 수면, 운동, 사회 활동이 회복을 유지하는데 어떤 역할을 하나요?

우리는 신체의 기본 기능이 우리의 주관적 안녕에 얼마나 중요한 역할을 하는지를 잊곤 한다. 정기적인 수면, 균형잡힌 식사, 활발한 운동, 사회적 관계 맺음이 환자들이 보고하는 더 나아진 기분과 직접적인 연관이 있다는 점은 놀랍지 않지만, 이런 기본적인 부분에 있어 우리가 자신을 돌보기를 게을리한다는 점도 놀라운 사실이 아니다. 가끔은 자녀 양육, 경제적 사정, 직장에서의 업무 등 때문에 잠을 더 자거나 일을 덜 하기가 쉽지 않지만, 이런 것의 대가는 축적되게 된다. 가끔 우리는 두 가지 세계 모두에서 최상을 원한다-자신의 상황에는 인간 생리학의 기본 법칙을 적용할 필요가 없다고 생각함으로써 신체적 요구를 속이지만 이와 동시에 훌륭하고 생산적인 느낌을 갖길 원하는 것이다. 하지만 우리가 사람이라는 사실은 기본 전제이다. 대부분의 사람들이 잘 쉬고 충분한 영양을 섭취하고 건강이 좋을 때 훨씬 나은 기분을 느낀다. 이 중 한 부분에만 개입해도 증상을 관리하거나 불안을 치료하기 위해 복용 중인 약물을 점차 줄여나가는데 훨씬 도움이 된다.

■ **셀마의 이야기:**

나는 한 때 스스로를 멋지다고 생각했다. 다른 사람들과 별반 다를 바 없다고, 그리고 다른 사람들도 나를 그렇게 볼 것이라고 생각했다. 감정과 느낌을 극복했기 때문에 난 멋있는 사람이라고 생각했다. 그 어떤 것에 의해서도 마음이 흔들리지 않는 것 같았고, 감정적이거나 신경질적이거나 극성이거나 격해지는 사람들을 보면서 아무 느낌도 갖지 않은 것은 아니지만, 그것에 의해 동요되지

도 않았고 침착하게 상황을 바라보며 왜 그들이 그렇게 소란을 피우는지 궁금해했다. 만약에 논쟁이 있거나 납득할 만한 의견 차이가 있으면 내가 물러서서 모든 사람들과 동의했다. 나 자신에 대해 '불안'이라는 단어는 결코 사용하지 않았다. 나는 불안을 넘어서는 정서적 수용력을 갖고 있다고 생각했기 때문에 불안 장애는 없다고 생각했다.
하지만 이와 동시에 나는 나 자신을 소진시켜 가고 있었다. 친구들에게 관심을 쏟아 붓고 3일 동안 끼니를 거르다가 아이스크림을 계속 퍼먹었고, 버스 기사부터 친구들까지 모든 사람들에게 했던 말에 대해 끊임없이 나 자신을 비난했다. 남편이 야근하는 밤 늦은 시간에는 통제를 잃을 것만 같은, 떨리고 괴롭고 신체적으로 불길한 느낌이 들곤 했다. 하지만 나는 절대 불안이라는 단어를 사용하지 않았다. 내 삶을 그럭저럭 잘 이어나가고 있었다. 당시 복용하고 있던 암페타민은(그 당시에는 이 약이 체중 조절뿐 아니라 우울증을 위해 처방되곤 했다. 이제는 speed라고 불린다) 나의 활력을 빼앗아 갔다. 신체적으로 너무나 긴장되고 들떠서 진정하거나 수면을 취하기 위해 수면제도 복용했는데, 별 효과가 없었다. 밤에 대한 공포 때문에 불면증이 심했다. 나는 밤이 끔찍이 두려워서(아동기 때 생겨 지속된 것인데 나의 자기 통제 능력이 밤에 대한 공포에는 그 실력을 발휘하지 못했다) 담배를 피워대곤 했다.

주치의에게 치료받기 시작하면서 이 모든 것은 즉시 멈추었다. 암페타민, 바르비투르산염을 다시는 먹지 않았다. 몇 년 후에는 담배도 영구적으로 끊을 수 있었다. 이전에 나만의 식이요법, 수면요법, 운동과 사회 생활에 대한 이론을 시도해봤지만 모두 역효과였다. 치료를 받기 전 나의 목표는 47kg에 도달하는 것이었고 내가 바라는 완벽한 몸무게 유지와 성취 때문에 안전감을 느끼면서 내 삶에 대처하곤 했다. 나에게는 수면 부족이 주된 문제라고 생각했고 운동이 도움이 될 것이라고 생각했으며 사회 생활이 성공의 열쇠라고 생각했다. 내 생각이 얼마나 뒤쳐진 것인지를 깨닫기까지는 몇 년이라는 시간이 걸렸다. 내 불안의 뿌리를 알아낸 후에는 식이, 수면, 운동, 사회 생활이 인생의 멋진 부분들을 차지했다. 하지만 이런 것들은 내 문제 해결 마법사가 아니었으며, 내 자신이 문제를 해결해 나갈 때, 이런 것들이 내 삶을 풍요롭게 해주는 것이 되었다.

Q 97 불안을 관리하기 위한 종교적인 방법이 있나요?

종교는 일상적인 면과 영적인 면에서 불안을 경감시킬 수 있다. 오랜 시대를 거쳐 인류는 인간의 상태와 그에 수반되는 모든 존재적 불안에 대처하기 위해 종교적 전통을 사용해왔다. 이 질문을 던지게 되면 답보다는 더 많은 질문들이 쏟아져 나오게 되지만, 그래도 몇 가지 기본 원칙들이 있다.

어떤 것이 당신에게 잘 맞는다면, 받아들여라. 교회에 가고 신앙의 전통과 연결되고 성경을 읽는 것이 당신의 삶에서 나타나는 고통과 불안에 대처하는데 도움이 된다면, 그렇게 하라. 만약 기도가 당신 마음 속의 더 깊은 부분으로의 통로를 열어준다면, 기도하라. 특정 신앙이나 신성에 대한 논평을 하고자 하는 것은 아니지만, 당신이 존중하는 사람, 능력, 또는 힘과의 관계, 그리고 내성을 장려하는 과정이 자기 자신을 진정시키는 기능을 한다는 점은 자신 있게 말할 수 있다.

기독교에서 강조되는 원칙 중 하나가 용서이다. Robert Karen 박사의 *The Forgiving Self: The Road From Resentment to Connection*이라는 책은 비강제적이고 진정한 형태의 용서가 갖는 심리적 기능을 설명한다. 저자는 용서가 분개 분노를 훈습하는 과정이라고 주장한다. 이 기능은 해결되지 않은 분노–우리에게 행해진 잘못들과 그것들이 우리를 괴롭게 만들도록 허락하는 우리의 역할–에서 비롯되는 불안을 다루는데 도움이 된다. 이런 상처 때문에 생기는 고통을 훈습하고 놓아버리게 되면 용서하는 법을 배우게 된다.

불교의 한 전통인 **마음 챙김**도 불안을 관리하는데 강력한 힘을 발휘한다. *흩어지지 않고 홀로서기(Going to Pieces Without Falling Apart: A Buddhist Perspective On Wholeness)*의 저자 마크 엡스타인(Mark Ep-

마음챙김 (Mindfulness) : 자기 주위의 모든 것을 인식하는 상태.

stein) 박사와 *Calming Your Anxious Mind*의 저자 Jeffrey Brantley 박사는 이 사실을 잘 보여준다. 마음 챙김 이론의 핵심 개념은 우리를 가장 불안하게 만드는 그 생각이 일어나도록 하고 거기에 완전히 집중하는 것이다. 불안과 맞서 싸우거나 부인하기보다는 그것을 허락하는 것이다. 그렇게 함으로써 역설적으로 그것과 자신 사이에 거리감이 생기게 되고, 따라서 위협감을 덜 느끼며 불안감이 감소되는 것이다. 즉, 통제를 내려놓음으로써 통제력을 얻게 되는 것이다. 자신 안에 느끼는 공허함과 싸우고 그것을 채우기 위해 절망적으로 노력하기보다는 그것을 허락함으로써 스스로를 진정시킬 수 있다. 이 기법은 꽤 강력하다. 한번 시도해보라. 그리고 만약 당신이 명상도 시작하기 원한다면 불안과 싸울 수 있는 무기 창고에 또 다른 무기를 하나 추가하는 셈이 될 것이다.

Q 98 불안 장애 지지 그룹(support group)은 어디에서 찾을 수 있으며 이런 그룹은 어떻게 도움이 될 수 있나요?

집단 치료는 불안 장애 치료의 주축 중 하나이며 불안 장애 지지 그룹은 본질적인 시금석을 제공한다. 미국 내에서 이 과정을 시작하기 가장 쉬운 방법은 미국 불안장애 연맹(ADAA: Anxiety Disorders of America Association) 웹사이트를 방문하는 것이다. 당신의 주와 지역 번호를 입력하면 그들이 연락해서 가장 가까운 모임 장소를 알려줄 것이다. 거기에서 당신은 불안으로 고통 받았던 다른 사람들을 만날 수 있고 치료 의뢰를 받을 수 있으며 여러 가지 집단 치료 종류에 대한 정보를 얻을 수 있다. 집단의 힘은 불안 장애의 치료에 매우 가치 있다. 당신과 비슷한 증상으로 고통 받는 다른 사람들과 함께 있는 것에서 나오는 힘과 집단의 힘은 안정시키는 효과를 낸다. 집단 치료는 불안 장애에 흔히 동반되는 수치심과 비밀스런 느낌과 싸울 수 있게 도와준다. 믿거나 말거나 당신은 혼자가 아니다.

■ 셀마의 이야기:

내가 속했던 불안 장애 지지 그룹은 나와 내 분석가로 구성된 것이었으며, 부적절한 에너지 소모와 삶을 파괴시키는 불안으로부터 내가 변화되도록 도와주었다. 나는 다룰 수 있는 정도의 인생의 현실적인 불안은 받아들이게 되었다. 그리고 이런 태도는 건설적이고 창조적인 삶을 살게 만들었고, 지속적이고 힘든 일도 유능하게 다룰 수 있게 되었다. 이 지지 그룹에서 우리는 한 가지 문제에 집중하고 그 문제를 다루어서 다른 방식으로 배분되게 했다. 느리고 힘들고 헌신적인 작업 끝에 내 인생은 영원히 변화되었다.

이 두 명으로 구성된 지지 그룹이 나를 살려주었고, 나에게 삶을 허락했다. 어떤 지지 그룹이든지 당신을 제외하고는 일어날 수 없다. 당신은 지지 그룹에서 가장 적극적인 회원이 되어야 된다. 내가 보기에는, 변화가 발전되도록 만들 수 있는 유일한 사람은 바로 자기 자신이다. 물론 나는 분석가의 도움 없이는 이 모든 일을 할 수 없었다. 다른 어떤 사람이나 집단도 나에게 그렇게 집중하고 그렇게 깊은 지식과 훈련을 제공해주지 못했을 것이다.

Q99 만일 이 모든 방법들이 다 실패하면 어떻게 하죠?

이 모든 방법들이 실패로 돌아갔다면, 두 가지 방법을 생각해 볼 수 있다. 만약 당신이 다양한 치료법을 시도해봤는데 어떤 이유로든 효과가 없었다면 아마 불안의 무의식적 근원 때문에 고통 받고 있을 수 있다. 불안이 의식적이고 마음의 표면에서 더 잘 인식되었다면 그 본질이 더 잘 이해되어 쉽게 개입되었을 수 있기 때문이다. 이런 상황에서는 신뢰할 수 있는 사람의 의뢰를 받아서 숙련된 정신분석가를 찾는 것이 중요하다. 미국 내에서 당신이 살고 있는 지역 가까이에 있는 정신분석가를 찾으려면 미국 정신분석학회(American Psychoanalytic Association) 웹사이트를 방문하라.

만약 서양 의학 및 의학 모델이 당신에게 적합하지 않거나 이 책에서 묘사된 전통적인 서양 치료 틀이 적합하지 않다면, 나는 개인적으로 동양에 갈 것을 권한다. 동양 의학 모델–흔히 서양의 최상의 것과 통합된–은 병을 진단하고 치료하는데 있어 다른 틀을 사용한다. 서양 모델을 편히 받아들이지 못하거나 효과적인 치료법을 발견하지 못한 많은 환자들이 동양에 가서 성공적으로 치료된 바 있다. 왜 이런 현상이 일어나는지 그 이유는 복잡한데, 몸과 마음의 불가분성을 진심으로 인식하는 것에서 비롯되는 것일 수 있다. 하지만 만약 이 모든 것이 실패했다면, 당신이 살고 있는 지역의 전통적인 중국 의사와 상담하는 방법이 남았다. 만약 당신의 의사가 전통 중국의를 찾는 것을 도와줄 수 있다면, 가까운 중국 대사관, 문화 센터 또는 언어 센터에 가서 찾아보라.

■ 셀마의 이야기:

나는 모든 방법이 효과가 없을 것이라는 생각을 분석을 받는 수년 동안 한번도 해보지 않았다. 그렇다고 해서 나의 치료가 항상 향상되고 전진되며 고무적이었다는 뜻은 아니다. 어두운 날들이 며칠 또는 몇 주씩 계속 되는 날들도 있었다. 특히 내 십대 때 그러했다. 파괴적인 행동과 고통스럽고 끔찍한 행동화가 동반되었던 심한 퇴행과 끔찍한 기분 변화들이 있었다. 떠나고 싶은 때가 한두 번이 아니었는데, 그럴 때면 분석가는 이렇게 말하곤 했다. "당신은 변화를 보기 위해 그렇게 열심히 노력하면서, 이제까지 해온 모든 것을 버리려 하는군요."

하지만 나는 결코 실패에 대해서는, 그리고 다른 방법을 찾아볼 생각은 한번도 해보지 않았다. 이것은 마치 출생과 같은 것이었다. 태어나서 걷고, 말하고, 사는 법을 배운다. 만약 이게 실패하면 죽는 것이다. 그래서 그냥 삶의 문제들

을 죽 헤쳐 나간다. 이게 바로 내가 분석에 대해 느낀 점이다. 분석은 완전한 헌신이었다. 나는 내가 살아갈 수 있는 방식을 찾아냈고, 이 방식이 효과가 없다면 단지 더 열심히 노력해야 했다. 그러면 항상 일이 풀리곤 했다. 실타래가 꼬이면, 더 천천히 풀어 나가야 하는 것이다. 언젠가 매듭이 풀리겠지만, 인내가 필요하다.

사실, 나는 이런 태도가 성공을 위해 필수적이라고 생각한다. 만약 이런 태도가 없다면 집중 치료를 받은지 6개월 만에 "나아지지" 않으면 실패라고 느껴질 것이다. 이론적으로는, 만약 내가 보기에 분석가가 실력이 없다고 생각했다면 바꾸었을 수도 있었을 것 같다. 하지만 정신분석은 결코 그만 두지 않았을 것이다. 또한 분석가의 결점을 찾아내는 것에 대해서도 신중한 태도를 취할 것이다. 물론 당신에게 잘 맞지 않는 분석가가 있을 수 없다는 뜻은 아니고, 다른 분석가로 바꿔야 할 이유가 있을 수 없다는 것도 아니다. 하지만 반드시 자신의 동기를 먼저 살펴보아야 한다. 분석을 받아보았지만 아무 효과가 없었다는 사람들이 있는데, 대부분의 경우 그들이 분석, 또는 '분석가'라고 부르는 것이 내가 의미하는 수련 및 임상가와는 상당한 차이가 있는 것임을 발견하곤 한다.

만약 내가 분석을 선택하지 않았다면 대안적 선택은 아마도 어떤 형태이든지 간에 파괴적인 것이었을 것이다. 나는 항상 분석을 받는 쪽을 택했다. 물론 이것이 모든 사람들에게 해당되는 법칙은 아니겠지만, 아동기 패턴은 반복되기 마련이다. 그리고 만약 당신의 가정 환경 중 불행한 가족 역동이 있었다면 그것이 훈습되기 전까지는 계속하여 반복적으로 문제가 될 것이다. 그것을 다른 방식으로 변화시키고자 하는 당신의 의지가 얼마나 크던지 상관 없이 말이다. 바로 여기에서 당신의 헌신이 요구된다. 과거는 당신을 저버렸지만 이번에는 그러지 않을 것이라는 의지를 가지고, 어떤 대가를 치르던지 간에, 분석을 계속 받으며 훈습해 나가는 것 말이다. 숙련되고 훌륭한 분석가에게 몇 년씩 힘들고 헌신과 응용을 요구하는 분석을 받는 것의 보상은 개인적 자유이다. 그것보다 더 큰 보상은 없을 것이다.

100 어디에서 더 많은 정보를 얻을 수 있나요?

불안에 대해 더 많은 정보를 얻기 원한다면 부록에 나와 있는 출판물, 자료, 참고 문헌의 목록을 보라. 동네 서점의 심리학 부분에서도 필요한 참고 문헌을 찾을 수 있을 것이다. 당신 지역사회에서 활동하는 불안 전문가 의사를 만나면 많은 질문에 답해줄 수 있을 것이며 당신이 살고 있는 지역의 의학대학 안에 있는 정신과에도 연락해볼 수 있다.

■ **셀마의 이야기:**

내가 16살 때 처음으로 분석가를 만났을 때 나는 나 이외에는 아무도 내가 느끼는 것과 같은 우울감과 불안은 없을 것이라고 확신했다. 나는 누군가가 나를 위해 선택해놓았거나 내 실패와 부족함 때문에 나의 것일 수 밖에 없는 세계에서 살고 있었고 그 세계는 고통, 연민, 경멸이 군림하고 있었다. 이 세상의 다른 모든 사람들은 내가 단지 질투 어린 마음으로 추측할 수 밖에 없는 바람직한 것들로 축복받은 것처럼 보였다. 나는 자기 증오로 가득 차서 고립되어 있었다.

이것은 사실 내가 주치의의 진료실을 처음 방문했을 때 변화되었다. 선생님은 나에게 나 혼자만 그런 것이 아니라는 사실과 비록 그 당시에는 자세히 설명되지 않았지만 내가 고통 받고 있는 점이 내 또래뿐 아니라 모든 연령의 사람들에게서 흔히 발견될 수 있는 것이며 도움을 받으면 훨씬 나아질 수 있다고 말해주었다. 나는 또한 그 의사 선생님을 만나기 전 3일 동안 단지 잼을 바른 비스킷 몇 개만 먹은 상태였는데, 내가 정상적으로 먹을 수 있게 될 것이라는 말도 해주었다. 잠깐 동안은 그 선생님의 말을 믿을 수 없었지만, 이내 나는 빨리 시작하고 싶어서 안달이 났다. 선생님은 또한 모녀 관계에 대해 이야기해 주었는데 나와 관련된 이야기여서 깜짝 놀랐다. 나는 내 어머니를 몹시 사랑하고 증오했으며 엄마 인생의 끔찍한 문제 중 하나가 나처럼 지독한 딸을 둔 것이라고 생각했다. 나는 이 매력적인 것들에 즉시 빠져들었고, 일년 만에 처음으로

혼자가 아니라고 느꼈다.

분석의 세계는 몇 가지 면에서 내 삶의 열정이 되었다. 나는 책을 읽기 시작했다. 프로이트라는 사람이 이 모든 것의 창시자였기 때문에 '꿈의 해석'부터 읽기 시작했다. 나에게 일어난 변화는 설명하기가 어렵다. 내가 매우 큰 세계의 일부라는 깨달음, 나는 혼자가 아니며 내 속에 일어나고 있는 것이 보편적이라는 것... 이 책이 바로 내가 평생 동안 읽은 정신분석 관련 서적 중 첫 번째 책이자 시발점이었다.

나는 통찰과 그것의 가치와 필요성에 대해 깊게 이해하기 시작했으며, 그것이 인생, 자신, 가족에 대한 무수한 문제들에 대한 답을 진심으로 찾고 있는 많은 사람들에게 얼마나 도움이 될 수 있는지도 깨달았다. 사람들은 통찰이라는 것이 존재하고, 사용 가능하다는 것을 알면, 그것에 대한 지식을 얻을 수 있다. 프로이트가 강조했던 유아기와 아동기 경험이 성인기에 미치는 영향이 너무나 많은 영역에 스며들어 있는 것을 분석을 통해 몇 년에 걸쳐 깨닫는 것은 내게 위안으로 다가왔다. 따라서 나는 내가 속해 있는 곳이라면 가능한 한 많은 곳에서(그리고 실제로 많은 기회가 있었다-내가 회장으로 있던 학부모-교사 협의회, 이사로 있던 협회들, 내가 이끌었던 회의들, 내가 다니고 있던 유대교 회당과 교회 등) 강연을 해달라고 여러 분석가들을 초청하곤 했는데, 그 주제는 반드시 아동, 가족 또는 내적 불안에 관련된 것이었다. 이 강의들은 항상 무료였고, 대상은 항상 지역 사회 주민들로서, 전문적인 강의는 아니었다.

참여자들의 수는 엄청났다. 내가 가진 문제는 나만 겪고 있다는 옛 생각이 우스워 보였다. 내가 고통 받고 있던 모든 것들은 영원히 끝나지 않는 큰 세계 속에 포함되어 있었으며 사람들은 도움과 답을 찾아 헤매고 있었다. 질의응답 시간은 계몽적이었고, 활기를 띠었고, 매우 감동적이었다. 발표자와 청중 간의 존경은 나를 분석 세계에 대한 자긍심으로 채워 주었다. 환상적인 시간이었다.

그런데 어떤 일이 일어나고 말았다. 아마도 관리 의료 현상의 지속적인 성장 때문에 비용–효율성이 삶의 문제에 대한 토론의 일부가 되기 시작했다. 보험 회사들이 보험 보상 대상을 통찰 위주 치료에서 개인의 마음의 복잡성은 무시하는 지침서에서나 찾을 수 있는 빠른 진단과 약물로 옮겨가고 있었다. 나는 이런 변화에 대해 모든 것을 이야기할 수는 없는데, 한가지는 꼭 말하고 싶다. 자유, 창의성, 만족과 행복의 삶의 기회를 허락할 영속적이고 의미 있는 변화를 찾고 있는 사람들에게 정신분석은 여전히 존재하며, 항상 그래왔던 것처럼 생동적이고 중요하다. 그리고 유능하고 관심을 갖고 보살피는 진료의들과 치료자들이 많이 있다. 그것이 (분석가에 의한) 정신분석이라고 불리든 심리치료라고 불리든, 다른 어떤 방법보다 불안에 대해 더 많이 알 수 있는 실을 세시한다.

어떻게 문제를 해결하고 인생을 살아가고 자녀를 양육해야 할지에 대한 책들과 모임들과 강의들이 있다. 이런 곳에는 항상 통찰 위주 치료자나 정신분석가의 참여가 있다. 나는 통찰이나 정신분석을 고려하고 탐험해 보기 전까지는 문제 해결에 대한 탐색이 완전할 수 없다고 생각한다. 불안과 그 치료법에 대해 배울 때에는 다음과 같은 치료 종류를 구별하는 것이 중요하다: 즉각적인 고통(증상)을 완화시키는 치료법, 증상이 나타나는 부분에 적용이 가능하거나 불가능할 수 있으며 장기적으로는 유효하지 못할 수도 있는 인지적 학습의 도움을 받는 치료법, 그리고 구조적 변화를 가져와서 영구한 변화를 일으킬 치료법. 이것이 분석적 지식이며 이 모든 종류마다 각각의 추종자들이 있다. 나는 훌륭한 자기 교육은 분석적 통찰을 통합해야 한다고 믿는다.

평가척도

가족 구성원을 위한 불안 장애 자가 검사

얼만큼의 불안이 과도한 것인가요? 여러분의 가족에게 다음의 질문에 대해 '그렇다' 또는 '아니다'로 답하게 하세요. 결과를 당신의 건강 관리 전문가에게 가지고 가세요.

불안 장애인지 어떻게 알 수 있나요?

다음의 사항에 해당되면 '그렇다', 그렇지 않으면 '아니다'로 답하세요.

그렇다　아니다　뚜렷한 이유 없이 갑자기 극심한 공포나 불편감에 압도되는 공황 발작이 예상치 못하게 반복되어 나타나거나, 공황 발작이 또 다시 일어날까봐 두려워한다.

그렇다　아니다　지속적이고 부적절한 생각, 충동, 심상이 계속 떠올라서 떨쳐낼 수가 없다(예: 더러워지는 것에 대한 집착, 물건의 정렬 순서에 대한 걱정, 공격적이거나 성적인 충동).

그렇다　아니다　낯선 사람들을 만나게 되는 사회적 상황에 대한 현저하고 지속적인 두려움이 있다.

그렇다　아니다　몇 가지 사건과 활동에 대해 6개월 이상 과도하게 걱정한다.

그렇다　아니다　군중 속이나 다리 위처럼 도움을 받거나 도망치는 것이 어려운 상황과 장소를 두려워한다.

그렇다　아니다　뚜렷한 이유 없이 숨이 가빠지거나 심박수가 빨라진다.

그렇다　아니다　비행, 높은 곳, 동물, 피와 같이 특정 대상이나 상황에 대한 지속적이고 비합리적인 두려움이 있다.

그렇다 아니다 혼자서 여행하거나 대중 교통을 이용할 수가 없다.

그렇다 아니다 매일 같은 일을 반복해서 하느라 과도한 시간을 보낸다(예: 손 씻기, 물건 점검, 물건 세기).

다음과 같은 일을 자주 겪습니까?

그렇다 아니다 안절부절 못합니까?

그렇다 아니다 쉽게 지치거나 주의가 산만해집니까?

그렇다 아니다 쉽게 짜증이나 화가 납니까?

그렇다 아니다 근육이 긴장되거나 수면에 문제가 있습니까?

그렇다 아니다 실제적이거나 위협적인 죽음이나 심각한 상해를 가져다 주는 사건을 경험하거나 목격하였습니까(예: 전투, 난폭한 범죄, 심각한 교통 사고)?

그렇다 아니다 불안 때문에 일상 생활에 지장이 있습니까?

동시에 한가지 이상의 질병을 가지고 있으면 각각의 질병을 진단하거나 치료하기가 어려울 수 있습니다. 불안 장애를 더 복잡하게 만드는 질환으로는 우울증과 물질 남용이 있습니다. 이 점을 유념하고 다음 질문에 답하세요.

그렇다 아니다 수면 및 식사 습관에 변화가 있습니까?

다음과 같은 느낌이 들 때가 그렇지 않을 때보다 많습니까?

그렇다 아니다 슬프거나 우울한 기분

그렇다 아니다 삶의 즐거움의 상실

그렇다 아니다 무가치감 또는 죄책감

작년 동안 음주나 약물의 사용이:

그렇다 아니다 직장, 학교, 가정 내에서 책임을 다하지 못하게 만들었습니까?

그렇다 아니다 술이나 약물 기운이 있는 상태에서 운전을 하는 것처럼 위험한 상황에 처하게 만들었습니까?
그렇다 아니다 당신이 체포되게 만들었습니까?
그렇다 아니다 당신과 당신이 사랑하는 사람들에게 문제가 됨에도 불구하고 지속되었습니까?

당신 또는 당신이 아는 사람이 어떻게 가족을 도울 수 있는지에 대해 더 많은 정보를 얻고 싶다면, www.adaa.org를 방문해 보십시오.

범불안장애 자가 검사

어느 정도의 불안이 과도한 것인가요? 당신이 범불안장애로 고통받고 있는 것 같다면, 다음의 각 질문에 '그렇다' 또는 '아니다'로 답한 후 결과를 건강 전문가에게 보여주세요.

내가 범불안장애가 있는지 어떻게 알 수 있나요?
다음과 같은 문제가 있습니까?
그렇다 아니다 적어도 6개월 동안 상당히 많은 시간 동안 과도하게 걱정합니까?
그렇다 아니다 직장, 학교, 건강 등 몇 가지 사건과 활동에 대해서 비합리적인 걱정을 합니까?
그렇다 아니다 통제할 수 없는 걱정에 시달리고 있습니까?

다음 중 한 가지라도 해당이 됩니까?
그렇다 아니다 안절부절못하거나 조마조마하거나 불안하다
그렇다 아니다 쉽게 지친다
그렇다 아니다 집중하는데 어려움이 있다
그렇다 아니다 쉽게 흥분되거나 짜증나거나 화가 난다
그렇다 아니다 근육이 긴장되어 있다
그렇다 아니다 잠들거나 수면을 유지하기가 어렵다 또는 숙면을 취하지 못한다

그렇다 아니다 불안 때문에 일상 생활에 지장을 받는다

동시에 한가지 이상의 질병을 가지고 있으면 각각의 질병을 진단하거나 치료하기가 어려울 수 있습니다. 불안 장애를 더 복잡하게 만드는 질환으로는 우울증과 물질 남용이 있습니다. 이 점을 유념하고 다음 질문에 답하세요.

그렇다 아니다 수면 및 식사 습관에 변화가 있습니까?

다음과 같은 느낌이 들 때가 그렇지 않을 때보다 많습니까?
그렇다 아니다 슬프거나 우울한 기분
그렇다 아니다 삶의 즐거움의 상실
그렇다 아니다 무가치감 또는 죄책감

작년 동안 음주나 약물의 사용이:
그렇다 아니다 직장, 학교, 가정 내에서 책임을 다하지 못하게 만들었습니까?
그렇다 아니다 술이나 약물 기운이 있는 상태에서 운전을 하는 것처럼 위험한 상황에 처하게 만들었습니까?
그렇다 아니다 당신이 체포되게 만들었습니까?
그렇다 아니다 당신과 당신이 사랑하는 사람들에게 문제가 됨에도 불구하고 지속되었습니까?

당신 또는 당신이 아는 사람이 어떻게 가족을 도울 수 있는지에 대해 더 많은 정보를 얻고 싶다면, www.adaa.org를 방문해 보십시오.

강박장애

만약 강박장애가 있는 것 같다면, 당신의 삶을 다시 통제할 수 있는 방법의 첫 번째 단계는 도움을 구하는 것입니다. 다음의 질문에 '그렇다' 또는 '아니다'로 답한 후에 건강 전문가를 처음으로 방문하는 날에 그 결과를 가져가세요.

내가 강박장애가 있는 것일까요?

그렇다 아니다 어리석거나 불쾌하거나 무서우며 원하지 않는 생각, 심상, 충동이 떠오릅니까?

그렇다 아니다 먼지, 균, 화학 물질에 대해 과도하게 걱정합니까?

그렇다 아니다 문을 잠그거나 가스를 잠그는 것과 같이 중요한 일을 잊어버렸기 때문에 무언가 나쁜 일이 일어날까봐 끊임없이 걱정합니까?

그렇다 아니다 숨이 가빠질 때가 있습니까?

그렇다 아니다 당신의 의지와는 상관 없이 공격적으로 말하거나 행동할까봐 두렵습니까?

그렇다 아니다 중요한 무언가를 잃어버릴까봐 항상 걱정합니까?

그렇다 아니다 편안하게 느끼기 위해서 과도하게 행해야 하거나 반복해서 생각해야 하는 것들이 있습니까?

그렇다 아니다 다리에 힘이 빠지고 다리가 후들거립니까?

그렇다 아니다 과도하게 씻거나 물건을 씻습니까?

그렇다 아니다 제대로 되었는지 확인하기 위해 반복해서 확인하거나 여러 번 반복해서 말해야 합니까?

그렇다 아니다 당신이 공격적인 말이나 행동으로 상처를 줄까 봐 걱정되는 사람들과 상황을 피합니까?

그렇다 아니다 쓸데 없는 많은 물건들을 버리지 못하고 모아둡니까?

동시에 한 가지 이상의 질병을 가지고 있으면 각각의 질병을 진단하거나 치료하기가 어려울 수 있습니다. 불안 장애를 더 복잡하게 만드는 질환으로는 우울증과 물질 남용이 있습니다. 이 점을 유념하고 다음 질문에 답하세요.

그렇다 아니다 수면 및 식사 습관에 변화가 있습니까?

다음과 같은 느낌이 들 때가 그렇지 않을 때보다 많습니까?

그렇다 아니다 슬프거나 우울한 기분

그렇다 아니다 삶의 즐거움의 상실

그렇다 아니다 무가치감 또는 죄책감

작년 동안 음주나 약물의 사용이:

그렇다 아니다 직장, 학교, 가정 내에서 책임을 다하지 못하게 만들었습니까?

그렇다 아니다 술이나 약물 기운이 있는 상태에서 운전을 하는 것처럼 위험한 상황에 처하게 만들었습니까?

그렇다 아니다 당신이 체포되게 만들었습니까?

그렇다 아니다 당신과 당신이 사랑하는 사람들에게 문제가 됨에도 불구하고 지속되었습니까?

공황장애

공황장애가 있는 것 같다면 다음의 질문에 '그렇다' 또는 '아니다'로 답한 후에 건강 전문가에게 결과를 보여주세요.

내가 공황장애가 있는 것일까요?

그렇다 아니다 뚜렷한 이유 없이 갑자기 극심한 공포나 불편감에 의해 압도되는 반복적이고 예상치 못하는 공황발작을 겪습니까?

만약 그렇다면, 이러한 공황발작이 일어나는 동안 다음과 같은 증상이 있었습니까?

그렇다 아니다 심장이 몹시 뛰는 증상

그렇다 아니다 땀 흘림

그렇다 아니다 떨림

그렇다 아니다 숨 가빠짐

그렇다 아니다 숨이 막힘

그렇다 아니다 가슴 통증

그렇다 아니다 구역질 또는 복부 불편감

그렇다 아니다 다리에 힘이 빠지고 후들거림

그렇다 아니다 어지럼증

그렇다 아니다 비현실감 또는 스스로에게서 분리된 느낌
그렇다 아니다 죽을 것 같은 두려움
그렇다 아니다 감각이 없어지거나 따끔따끔 아픈 느낌
그렇다 아니다 으슬으슬 춥거나 열이 확 오르는 느낌
그렇다 아니다 군중 속이나 다리 위처럼 도움을 받거나 도망치는 것이 어려운 상황과 장소를 두려워한다.
그렇다 아니다 다른 사람 없이 혼자 여행하거나 대중교통을 이용해야 한다는 사실 때문에 괴롭다

공황발작이 있은 후 적어도 한달 동안 다음과 같은 일이 있었습니까?
그렇다 아니다 또 다른 발작이 일어날까봐 끊임 없이 걱정했습니까?
그렇다 아니다 심장 마비가 일어나거나 '미치는' 것이 아닌가 걱정했습니까?
그렇다 아니다 공황발작을 수용하기 위해 행동 양상을 바꿨습니까?

동시에 한 가지 이상의 질병을 가지고 있으면 각각의 질병을 진단하거나 치료하기가 어려울 수 있습니다. 불안 장애를 더 복잡하게 만드는 질환으로는 우울증과 물질 남용이 있습니다. 이 점을 유념하고 다음 질문에 답하세요.

그렇다 아니다 수면 및 식사 습관에 변화가 있습니까?

다음과 같은 느낌이 들 때가 그렇지 않을 때보다 많습니까?
그렇다 아니다 슬프거나 우울한 기분
그렇다 아니다 삶의 즐거움의 상실
그렇다 아니다 무가치감 또는 죄책감

작년 동안 음주나 약물의 사용이:
그렇다 아니다 직장, 학교, 가정 내에서 책임을 다하지 못하게 만들었습니까?
그렇다 아니다 술이나 약물 기운이 있는 상태에서 운전을 하는 것처럼 위험한 상황에 처하게 만들었습니까?

그렇다 아니다 당신이 체포되게 만들었습니까?

그렇다 아니다 당신과 당신이 사랑하는 사람들에게 문제가 됨에도 불구하고 지속되었습니까?

공포증 자가 검사

미국에서 여덟 명 중 한 명은 비논리적이지만 강렬한 공포를 느끼는 공포증이 있다고 합니다. 공포증은 가장 흔한 불안장애 중 하나입니다.

만약 당신이 공포증이 있는 것 같다면, 다음의 각 질문에 '그렇다' 또는 '아니다'로 답한 후 결과를 건강 전문가에게 보여주세요.

내가 공포증이 있는지 어떻게 알 수 있나요?

다음과 같은 문제가 있습니까?

그렇다 아니다 낯선 사람들을 만나는 사회적 상황에 대한 현저하고 지속적인 두려움이 있습니까?

그렇다 아니다 군중 속이나 다리 위처럼 도움을 받거나 도망치는 것이 어려운 상황과 장소를 두려워합니까?

그렇다 아니다 뚜렷한 이유 없이 숨이 가빠지거나 심박수가 빨라집니까?

그렇다 아니다 비행, 높은 곳, 동물, 피와 같이 특정 대상이나 상황에 대한 지속적이고 비합리적인 두려움이 있습니까?

그렇다 아니다 혼자서 여행하거나 대중 교통을 이용할 수가 없습니까?

동시에 한 가지 이상의 질병을 가지고 있으면 각각의 질병을 진단하거나 치료하기가 어려울 수 있습니다. 불안 장애를 더 복잡하게 만드는 질환으로는 우울증과 물질 남용이 있습니다. 이 점을 유념하고 다음 질문에 답하세요.

그렇다 아니다 수면 및 식사 습관에 변화가 있습니까?

다음과 같은 느낌이 들 때가 그렇지 않을 때보다 많습니까?

그렇다 아니다 슬프거나 우울한 기분

그렇다 아니다 삶의 즐거움의 상실

그렇다 아니다 무가치감 또는 죄책감

작년 동안 음주나 약물의 사용이:

그렇다 아니다 직장, 학교, 가정 내에서 책임을 다하지 못하게 만들었습니까?

그렇다 아니다 술이나 약물 기운이 있는 상태에서 운전을 하는 것처럼 위험한 상황에 처하게 만들었습니까?

그렇다 아니다 당신이 체포되게 만들었습니까?

그렇다 아니다 당신과 당신이 사랑하는 사람들에게 문제가 됨에도 불구하고 지속되었습니까?

외상 후 스트레스 장애 자가 검사

외상 후 스트레스 장애가 있는 것 같다면 다음의 질문에 '그렇다' 또는 '아니다'로 답한 후에 건강 전문가에게 결과를 보여주세요.

내가 외상 후 스트레스 장애가 있는지 어떻게 알 수 있나요?

다음과 같은 문제가 있습니까?

그렇다 아니다 극심한 공포, 무력감, 또는 고통을 일으키며 목숨을 위협하는 사건을 경험하거나 목격한 적이 있습니까?

그 사건을 다음 중 한가지 이상의 방식으로 재경험합니까?

그렇다 아니다 사건에 대한 반복적이고 고통스런 회상 그리고/또는 꿈

그렇다 아니다 마치 사건이 다시 일어나고 있는 듯한 행동 또는 느낌(플래시백이나 그 경험을 다시 겪는듯한 느낌)

그렇다 아니다 사건을 기억나게 하는 것들을 접할 때 극심한 신체적 그리고/또는 정서적 고통

회상과 관련된 것들을 피하려 하고, 다음 중 세가지 이상의 방식으로 전과는 달리 무감각하게 느낍니까?

그렇다 아니다 외상과 관련되는 생각, 느낌, 대화를 피합니까?
그렇다 아니다 외상을 기억나게 하는 행동, 장소, 사람들을 피합니까?
그렇다 아니다 외상의 중요한 부분을 회상할 수가 없습니까?
그렇다 아니다 중요한 활동에 흥미나 참여를 잃었습니까?
그렇다 아니다 다른 사람들로부터 분리되어 있는 것 같습니까?
그렇다 아니다 감정의 범위가 제한되어 있습니까?
그렇다 아니다 미래가 단축된 것처럼 느낍니까?(예: 직업, 결혼, 자녀, 정상적 삶을 기대하지 않는 것)

다음과 같은 문제가 있습니까?

그렇다 아니다 수면 문제
그렇다 아니다 자극에 과민한 상태 또는 분노의 폭발
그렇다 아니다 집중의 어려움
그렇다 아니다 지나친 경계
그렇다 아니다 과장된 놀람 반응

동시에 한 가지 이상의 질병을 가지고 있으면 각각의 질병을 진단하거나 치료하기가 어려울 수 있습니다. 불안 장애를 더 복잡하게 만드는 질환으로는 우울증과 물질 남용이 있습니다. 이 점을 유념하고 다음 질문에 답하세요.

그렇다 아니다 수면 및 식사 습관에 변화가 있습니까?

다음과 같은 느낌이 들 때가 그렇지 않을 때보다 많습니까?

그렇다 아니다 슬프거나 우울한 기분
그렇다 아니다 삶의 즐거움의 상실
그렇다 아니다 무가치감 또는 죄책감

작년 동안 음주나 약물의 사용이:

그렇다 아니다 직장, 학교, 가정 내에서 책임을 다하지 못하게 만들었습니까?

그렇다 아니다 술이나 약물 기운이 있는 상태에서 운전을 하는 것처럼 위험한 상황에 처하게 만들었습니까?

그렇다 아니다 당신이 체포되게 만들었습니까?

그렇다 아니다 당신과 당신이 사랑하는 사람들에게 문제가 됨에도 불구하고 지속되었습니까?

사회공포증 자가 검사

미국 사람들의 13% 이상이 사회공포증 또는 사회불안장애가 있습니다. 이 장애는 실질적이고 심각한 건강 문제이며 치료될 수 있습니다. 첫 번째 단계는 도움을 구하는 것입니다. 사회공포증이 있는 것 같다면 다음의 질문에 '그렇다' 또는 '아니다'로 답한 후에 건강 전문가에게 결과를 보여주세요.

내가 사회공포증이 있는지 어떻게 알 수 있나요?

다음과 같은 문제가 있습니까?

그렇다 아니다 사람들이 당신을 평가할지도 모르는 사회적 상황에 대한 현저하고 지속적인 두려움이 있습니까?

그렇다 아니다 당신의 행동으로 인해 굴욕감을 느낄지도 모른다는 두려움이 있습니까?

그렇다 아니다 당신의 얼굴이 빨개지거나 땀 흘리거나 떨거나 이 밖의 다른 불안의 징후를 다른 사람들이 알아챌까봐 두려워합니까?

그렇다 아니다 당신의 두려움이 과도하거나 비합리적이라는 것을 압니까?

두려워하는 상황 때문에 다음과 같은 일을 겪습니까?

그렇다 아니다 항상 불안합니까?

다음과 같은 증상이 나타나며 극심한 두려움이나 불편감으로 압도되는 공황발작을 경험합니까?

그렇다 아니다 심장이 몹시 뛰는 증상
그렇다 아니다 땀 흘림
그렇다 아니다 떨림
그렇다 아니다 숨 가빠짐
그렇다 아니다 숨이 막힘
그렇다 아니다 가슴 통증
그렇다 아니다 구역질 또는 복부 불편감
그렇다 아니다 다리에 힘이 빠지고 후들거림
그렇다 아니다 어지럼증
그렇다 아니다 비현실감 또는 스스로에게서 분리된 느낌
그렇다 아니다 통제력을 잃거나 미칠 것 같은 두려움
그렇다 아니다 죽을 것 같은 두려움
그렇다 아니다 감각이 없어지거나 따끔따끔 아픈 느낌
그렇다 아니다 으슬으슬 춥거나 열이 확 오르는 느낌
그렇다 아니다 과도하게 두려워하는 상황을 피하기 위해 애를 씁니까?
그렇다 아니다 이 모든 것 때문에 일상 생활에 지장을 받습니까?

동시에 한 가지 이상의 질병을 가지고 있으면 각각의 질병을 진단하거나 치료하기가 어려울 수 있습니다. 불안 장애를 더 복잡하게 만드는 질환으로는 우울증과 물질 남용이 있습니다. 이 점을 유념하고 다음 질문에 답하세요.

그렇다 아니다 수면 및 식사 습관에 변화가 있습니까?

다음과 같은 느낌이 들 때가 그렇지 않을 때보다 많습니까?

그렇다 아니다 슬프거나 우울한 기분
그렇다 아니다 삶의 즐거움의 상실
그렇다 아니다 무가치감 또는 죄책감

작년 동안 음주나 약물의 사용이:

그렇다 아니다 직장, 학교, 가정 내에서 책임을 다하지 못하게 만들었습니까?

그렇다 아니다 술이나 약물 기운이 있는 상태에서 운전을 하는 것처럼 위험한 상황에 처하게 만들었습니까?

그렇다 아니다 당신이 체포되게 만들었습니까?

그렇다 아니다 당신과 당신이 사랑하는 사람들에게 문제가 됨에도 불구하고 지속되었습니까?

청소년기 불안장애: 자가 검사

얼만큼의 스트레스나 걱정이 과도한 것인가요? 다음 질문에 '그렇다' 또는 '아니다'로 답한 후에 건강 전문가에게 결과를 보여주세요.

내가 불안장애가 있을까요?
십대인 당신은 다음과 같은 문제가 있습니까?

그렇다 아니다 뚜렷한 이유 없이 갑자기 극심한 공포나 불편감에 의해 압도되는 반복적이고 예상치 못하는 공황발작을 겪습니까? 또는 공황발작을 다시 겪을까봐 두려워합니까?

그렇다 아니다 지속적이고 부적절한 생각, 충동, 심상이 계속 떠올라서 떨쳐낼 수가 없습니까? (예: 더러워지는 것에 대한 집착, 물건의 정렬 순서에 대한 걱정 등)

그렇다 아니다 낯선 사람들을 만나게 되는 사회적 상황에 대한 현저하고 지속적인 두려움이 있습니까?

그렇다 아니다 몇 가지 사건과 활동에 대해 과도하게 걱정합니까?

그렇다 아니다 군중 속이나 다리 위처럼 도움을 받거나 도망치는 것이 어려운 상황과 장소를 두려워합니까?

그렇다 아니다 뚜렷한 이유 없이 숨이 가빠지거나 심박수가 빨라집니까?

그렇다 아니다 비행, 높은 곳, 동물, 피와 같이 특정 대상이나 상황에 대한 지속적이고 비합리적인 두려움이 있습니까?

그렇다 아니다 다른 사람 없이 혼자 여행하거나 대중교통을 이용하기가 힘듭니까?

그렇다 아니다 매일 같은 행동을 반복적으로 하느라 지나치게 많은 시간을 보냅니까? (예: 손 씻기, 물건 점검하기, 수 세기 등)

다음과 같은 일을 자주 겪습니까?

그렇다 아니다 안절부절 못합니까?

그렇다 아니다 쉽게 지치거나 주의가 산만해집니까?

그렇다 아니다 근육이 긴장되거나 수면 문제가 있습니까?

다음과 같은 느낌이 들 때가 그렇지 않을 때보다 많습니까?

그렇다 아니다 슬프거나 우울한 기분

그렇다 아니다 삶의 즐거움의 상실

그렇다 아니다 무가치감 또는 죄책감

그렇다 아니다 수면이나 섭식 습관에 변화가 있습니까?

그렇다 아니다 생각, 게임, 악몽, 플래시백 등을 통해 외상 경험을 재경험합니까?

그렇다 아니다 불안 때문에 일상 생활에 지장을 받습니까?

아동기 불안장애: 부모를 위한 점검 목록

만약 당신의 자녀가 불안장애가 있는 것 같다면, 다음의 질문에 '그렇다' 또는 '아니다'로 답한 후 결과를 자녀의 건강 전문가에게 보여주세요.

당신의 자녀가:

그렇다 아니다 낯선 사람들을 만나게 되는 사회적 상황에 대한 현저하고 지속적인 두려움이 있습니까?

그렇다 아니다 몇 가지 사건과 활동에 대해 과도하게 걱정합니까?

그렇다 아니다 뚜렷한 이유 없이 숨이 가빠지거나 심박수가 빨라집니까?

그렇다 아니다 가족 및 다른 친숙한 사람들과 나이에 맞는 사회적 관계를 맺습니까?

그렇다 아니다 또래들과 어울릴 때 자주 불안해 보이거나 또래들과 어울리는 것을 피합니까?

그렇다 아니다 비행, 높은 곳, 동물과 같이 특정 대상이나 상황에 대한 지속적이고 비합리적인 두려움이 있습니까?

그렇다 아니다 두려워하는 대상이나 상황을 접할 때 얼어붙거나 매달리거나 떼를 씁니까?

그렇다 아니다 자신의 능력이나 수행 수준에 대해 과도하게 걱정합니까?

그렇다 아니다 가족이나 따른 친숙한 사람과 떨어져야만 할 때 울거나 떼쓰거나 떨어지기를 거부합니까?

그렇다 아니다 성적이 떨어졌거나 학교에 가기를 거부하거나 나이에 적합한 사회적 활동을 피하려 합니까?

그렇다 아니다 매일 같은 일을 반복해서 하느라 과도한 시간을 보냅니까? (예: 손 씻기, 물건 점검, 물건 세기)

그렇다 아니다 군중 속이나 엘리베이터 안에서 일어나기 힘든 사건이나 사람에 대한 과도한 두려움이 있습니까? (예: 강도, 유괴범, 교통 사고)

그렇다 아니다 악몽, 두통, 복통을 자주 경험합니까?

그렇다 아니다 장난감 등을 사용해서 고통스러운 사건을 반복적으로 재현합니까?

그렇다 아니다 완벽하지 못한 수행에 대한 과도한 불만족감 때문에 과제를 다시 하곤 합니까?

용어집

가학증(sadism) : 의식적이든 무의식적이든 다른 사람들을 처벌하거나 지배하고자 하는 욕구를 포함하는 행동과 사고 방식. 많은 사람들이 이 용어를 성 행위와만 연관지어 생각하지만, 명백한 이득 없이 의도적으로 잔혹한 사람들에게도 쓰여질 수 있다

각성제(stimulant) : 암페타민 종류에 근거한 약물로서 주의력 결핍 장애의 치료에 사용되며 가끔씩 우울증의 치료에도 사용된다. 치료의 목적으로는 사용되지 않지만 각성제인 것들에는 카페인, 니코틴, 코카인 등이 있다.

간호조무사(LPN: Licensed Practical Nurse) : 최소 1년의 수련을 받고 주(州)에서 실시하는 자격증 시험에 합격한 기초 수준 간호사. 주로 공인간호사의 감독을 받는다.

감마아미노부티르산(GABA: Gamma-aminobutyric acid) : 충동을 억제하는 것과 주로 관련되는 중추 신경계의 신경전달물질. 불안을 유발하는 흥분성 신경전달물질이 통제 밖으로 벗어나는 것을 막는 화학물질이다.

강박적 사고(obsession) : 비합리적이란 것을 알지만 없애기 어려운 반복적이고 침투적인 생각. 강박적 사고는 강박적 행동에 의해 경감되기도 한다.

강박적 행동(compulsion) : 강박적 사고에 대한 반응으로써 나타나는 행동(예: 한 시간에 손을 수차례 씻는 것). 대개 강박적 행동은 강박적 사고

와 관련된 불안을 경감시키기 위해 행해진다.

건강염려증(hypochondriasis) : 신체 증상을 의학적 근거 없이 잘못 해석하여 자신이 병이 있지 않나 과도히 두려워하는 것. 예를 들어 두통이 있기 때문에 뇌종양이 있다고 생각하는 것.

공격성(aggression) : 가끔은 난폭적일 수도 있는 성난 생각과 행동을 포함하는 자연스러운 인간의 감정

공인간호사(RN: Registered Nurse) : 2~4년의 교육 및 수련 과정을 마친 간호사로, 기본 간호 및 전문 간호를 한다.

공포(fear) : 구체적이진 않지만 나쁜 일이 일어날 것 같은 불안감과 관련된 불편함 감정 상태

공황 발작(panic attack) : 심한 불안 발작으로 몇 분에서 한 시간까지도 지속될 수 있으며 대개는 명백한 자극 없이 시작된다. 극심한 공포, 숨쉬기 어려움, 증가된 심박수, 땀흘림, 떨림 등과 같은 다양한 증상들이 나타난다.

과민성 대장 증후군(IBS: Irritable Bowel Syndrome) : 흔히 불안과 관련되고 여성에게서 더 흔한 증상의 집합으로, 뚜렷한 의학적 이유 없이 복통, 변비, 설사, 그리고 다른 위장 문제들이 나타난다.

광장공포증(agoraphobia) : 도망치기가 어렵거나 도움이 닿기 힘든 공공 장소에 대한 공포

기분 안정제(mood stabilizer) : 기분 상태의 균형을 맞추기 위한 정신과 약물. 특히 양극성 장애에서 심각한 우울 삽화나 위험한 조증 삽화를 예방하는데 유용하다.

기질(temperament) : 선천적으로 타고 태어나는 상호작용 및 애착 방식.

노르에프네프린(norepinephrine) : 불안의 신체적 증상들과 기분을 조절하도록 돕는 (화학적) 신경전달물질

뇌전도(EEG: Electroencephalogram) : 뇌 영상 기법 중 하나로, 두피 주위에

전극을 부착하여 뇌파를 측정한다. 발작과 같은 이상을 발견하는데 도움이 된다.

디엔에이(DNA: deoxyribonucleic acid) : 모든 생물체의 기본 원칙으로, 나선형의 배열로 되어 있으며 유전학적 코드를 전달한다.

마음챙김(Mindfulness) : 자기 주위의 모든 것을 인식하는 상태. 명상이나 이완의 상태에 이르기 위해 흔히 사용된다.

명상(meditation) : 인도에서 발전된 깊은 이완과 집중의 과정으로 만족감을 느끼고 신체적 긴상이 느슨해지며 불인감이 감소한다.

무의식(unconscious) : 자신이 인식하지 못하는 사고 과정. 대표적인 예로 꿈이 있다. 정신분석의 목적 중 하나는 무의식적 사고가 의식적이 되도록 하는데에 있다.

바이오피드백(biofeedback) : 불안을 자극하는 상황에 대한 자신의 신체적 반응을 모니터하고 신체적 반응을 감소시킴으로써 불안을 경감시키는 방법

반추(rumination) : 뚜렷한 이득 없이, 그리고 다른 생각들은 배제될 정도로 마음 속의 한가지 생각을 곱씹는 것. 흔히 불안의 한 증상으로 나타난다.

방어 기제(defense mechanism) : 해로운 감정들을 느끼지 않기 위해 막는 방법. 방어 기제는 의식적일 수도 있고(예: 비극적인 상황에 대처하기 위해 유머를 사용하는 것) 무의식적일 수도 있다(예: 집의 고통스러운 상황을 회피하기 위해 과도하게 근무하는 것).

벤조디아제핀(benzodiazepine) : 불안감을 치료하기 위해 사용되는 약물의 한 종류. 흔한 약물로는 clonazepam, lorazepam, diazepam, alprazolam 등이 있다. 다량 복용되면 중독성이 있으며 위험한 금단 증상이 있다.

변연계(limbic system) : 정서적 반응과 경험을 조절하는 뇌의 부분

병리적(pathologic) : 비정상적이라고 간주되는 의학적 상태

병태생리(pathophysiology) : 몸 안에서 질병이 진행하고 질병이 정상적 구조와 기능을 변화시키는 방식에 대한 기제

부인(denial) : 어떤 것이 사실이라는 것을 믿기를 거부하는 방어 기제로, 개인의 통제 밖에 있다. (예: 자신의 아들이 체포되었다는 사실을 접한 여성이 자신의 아들에 대한 분노와 실망감을 피하기 위해 경찰이 잘못된 사람을 체포했다고 믿는 것)

불면증(insomnia) : 밤에 잠들기가 힘들거나 잠들 수가 없는 것. 너무 일찍 일어나거나 깬 후에 다시 잠이 들기 어려운 것도 포함된다. 다음 날에는 대개 피곤을 호소한다. 불안, 우울, 약물 남용, 의학적 상태와 관련이 있다.

비탄(grief) : 사랑하는 사람, 집, 자존심 등 무엇인가를 상실한 것에 대한 애도 과정. 비탄이 오랜 기간 지속되거나 너무 심해지면 우울증이 될 수 있다.

생리학(physiology) : 신체 체계 및 기관의 정상적 기능을 연구하는 학문

세로토닌 재흡수 억제제(SRI: Serotonin Reuptake Inhibitor) : 세로토닌이 신경계에서 신진대사되는 비율을 감소시켜 우울과 불안을 치료하는데 사용되는 약물의 종류

세로토닌(serotonin) : 운동 기능, 감정 조절, 지각 등 다양한 활동과 관련되는 중추 신경계의 (화학적) 신경전달물질

수치심(shame) : 부끄럽거나 굴욕적인 생각이나 행동이 발견되는 것에 대한 느낌

스트레스(stress) : 불안감을 일으키는 모든 사건과 상황을 일반적으로 지칭하는 말

신경전달물질(neurotransmitter) : 신경계에서 한 뉴런에서 다음 뉴런으로 정보를 전달하는 화학적 메신저. 세로토닌과 노르에피에프린 등이 있다.

신경증(neurosis) : 의식적 또는 무의식적 불안과 흔히 관련되는 정신적 기능 상태로, 현실 검증력이나 인격의 손상은 나타나지 않는다. 가장 기본적인 의미로는 기존의 기대를 가지고 현재 자극에 반응하는 것을 뜻한다.

신경화학(neurochemistry) : 뇌 구조와 신경전달물질의 기능과 같은 신경계의 기제 및 화학적 요소들의 연구

신체 이형증(dysmorphia) : 자신의 몸이 (또는 몸의 일부가) 실제보다 훨씬 더 추하게 보인다는 생각

신체화(somatization) : 정서적 불편감–가장 흔하게는 불안감–을 신체적 증상으로 나타내는 것. 예를 들어, 다가오는 변화에 당면하였을 때 의학적 원인 없이 지속적인 복통을 호소하다가 변화가 안정되고 나면 복통이 사라지는 것.

심리치료(psychotherapy) : 다양한 종류의 심리적, 정신적 치료를 일반적으로 가리키는 용어. 심리치료에서 내담자와 치료자는 서로 의사소통하고 이야기한다.

심리학/심리학자(psychology/psychologist) : 행동 및 행동의 기저에 있는 과정을 연구하는 학문. 미국 내에서 심리학자는 심리학 분야에서 박사 학위를 받은 전문가이다.

애착(attachment) : 성장하면서 다른 사람들과 긴밀한 유대를 형성하는 과정. 대개 일차적 양육자(예: 부모)와 먼저 애착을 형성하며 그 후 인생에 걸쳐 다른 중요한 사람들과 애착을 맺는다. 과도한 애착은 분리 불안으로 이어질 수 있으며, 너무 약한 애착은 친밀감을 맺는데 어려움을 일으킬 수 있다.

영상(imaging) : 외관 상으로는 보이지 않는 인간 신체의 부분을 보는 과정. 엑스레이, CAT 스캔, MRI 등이 있다.

우울증(depression) : 다양한 증상이 나타나는 기분 상태. 증상은 수면 및 식

욕 장해, 기력저하, 집중력과 흥미의 저하, 슬픈 느낌, 소외감을 포함하며 간혹 자살 사고가 나타나기도 한다. 우울증에는 흔히 불안 증상이 동반된다. 대부분의 사람들이 가끔씩 하루나 이틀 정도 '우울한' 기분을 느끼기는 하지만, 심각한 우울증은 증상이 몇 주동안 지속되며 기능을 심각하게 저하시킨다.

원초아(id) : 지그문트 프로이트가 처음 제안한 마음의 이론적 세 부분 중 하나. 성적 충동,공격적 충동과 같은 일차적 욕구를 의미한다. 원초아는 이론에 의하면 의식, 또는 초자아에 의해 통제된다.

유전자(gene) : 인간 신체의 각각의 살아있는 세포 안의 염색체에 위치해 있는 디엔에이의 한 묶음으로, 특정 세포가 어떻게 기능해야 되는지에 대한 정보를 전달한다. 정보는 유전자를 통해 부모에게서 자녀로 유전된다.

의사(MD: Medical doctor) : 의과대학 과정을 성공적으로 마친 모든 의사가 얻는 자격

의식적(conscious) : 자신이 인식할 수 있는 사고. 무의식과는 반대로, 자신이 생각하고 느끼고 행하고 있다고 인식하고 있는 모든 생각, 느낌, 행동.

인자형(genotype) : 특정 특질 또는 특징에 대해 개인이 가지고 있는 유전자들의 묶음. 예를 들어, 파란 눈의 인자형은 파란 눈 색깔의 코드를 가지고 있는 유전자이며, 파란 눈 색깔 자체는 표현형(인자형이 나타나는 형태)이다.

인지행동치료(CBT: Cognitive Behavioral Treatment) : 불안과 우울에 특히 도움이 된다고 입증된 심리치료의 한 형태. 비현실적이거나 사실이 아닌 사고를 구분해내고 (예: '만약 이 시험에서 떨어지면 부모님은 날 사랑하지 않을거야') 대안적 사고(예: '만약 이 시험에서 떨어지면 부모님은 실망하실 수도 있지만 나는 최선을 다했어') 및 행동으로 대체시킨

다.

자기 공명 촬영(MRI: Magnetic Resonance Imaging) : 뇌와 같이 신체의 일부가 컴퓨터 단층 촬영(CAT) 스캔에서보다 훨씬 더 자세히 나타나는 영상법. MRI 촬영 시에는 좁고 긴 통 안에 한 시간 가까이 누워있어야 하는데, 폐쇄공포증이 있는 사람은 촬영이 어려울 수 있다.

자아(ego) : 지그문트 프로이트가 처음 제안한 마음의 이론적 세 부분 중 하나. 현실과 상호작용하고 기분을 조절하며 정상적인 일상의 상호작용에 참여하는 능력. 다른 두 부분은 원초아와 조자아이다.

자해(self-mutilation) : 자신의 몸을 긋거나 태우거나 뚫는 등의 방식으로 자기 자신에게 상처를 입히는 것. 이러한 행동의 기저 원인은 다양한데, 어떤 사람들은 내적 감정과 공허함을 통제하기 위한 시도로서 자해를 한다. 자해로 인한 고통은 '살아 있음'을 느끼게 해준다.

정신 신경 면역학(psychoneuroimmunology) : 신경학적 면역학적 정신 체계가 상호작용하는 방식에 대한 연구(예: 스트레스를 많이 받을 때 감기에 걸리는 것)

정신분석(psychoanalysis) : 집중적인 심리치료의 한 형태로 대개 한 주에 4-5 회기를 하며 내담자는 보통 분석가에게서 얼굴을 돌린 채 긴 의자에 누워 있는다. 정신분석은 내담자가 사랑하는 사람에 대한 양가감정이나 친밀한 관계를 맺는데의 어려움과 같은 무의식적 갈등을 인식하고 훈습하도록 돕는다. 지그문트 프로이트가 창시자이다.

정신약물치료(psychopharmacotherapy) : 정신질환을 치료하기 위해 정신과 의사가 처방한 약물을 복용하는 것

정신역동(psychodynamics) : 마음이 어떻게 성장하는지, 그리고 마음의 다양한 부분이 어떻게 각 부분과 상호작용하며 서로에게 영향을 미치는지를 연구하는 학문

정신의학/정신과 의사(psychiatry/psychiatrist) : 정신 질환과 행동 장애의 연

구, 진단, 치료와 예방. 정신과 의사는 정신의학을 공부하고 진료한다.

정신장애의 진단 및 통계 편람(DSM: Diagnostic and Statistical Manual of Mental Disorders–현재 4판까지 출간되어 있음) : 정신장애의 진단 및 통계 편람. 알려져 있는 모든 정신과적 진단과 그 증상이 기술되어 있다. 정신 건강 전문가들이 환자를 진단하고 치료하는데 사용되며 같은 분야의 다른 전문가들과 의사소통하기 위해 사용된다.

정신증(psychosis) : 현실이 심각히 왜곡된 사고 상태. 예로는 환청, FBI가 자신을 쫓아오고 있다고 믿는 편집증, 생각을 논리적으로 연결시키지 못하는 것 등이 있다. 정신증의 이유는 다양한데, 정신질환, 약물 남용, 의학적 상태 등이 있다.

죄책감(guilt) : 자신이 무언가 잘못했다는 느낌이며, 처벌받아야 한다는 느낌이 흔히 동반된다.

주의력 결핍 과잉행동 장애(ADHD: Attention Deficit/Hyperactivity Disorder) : 부주의 증상(주의 집중 또는 과제 완수의 어려움 등) 그리고/또는 과잉행동 증상(가만히 앉아 있지 못하거나 충동적인 행동 등)의 범주를 포함하며 흔히 아동기에 나타나는 정신과적 장애. 대부분의 사람들이 이런 증상을 가지고 있지만, 주의력 결핍 과잉행동 장애가 있는 사람들은 그 증상이 일상적 삶을 방해한다.

철학박사(Doctor of Philosophy, Ph.D) : 특정 분야(심리학과 사회사업 등)의 수업 과정 및 연구를 성공적으로 마친 후 취득하는 학위

초자아(superego) : "의식"이라고도 알려져 있음. 프로이트가 처음 제시한 마음의 이론적 세가지 부분 중 하나로, 개인의 내면에 있는 도덕적 나침반. 초자아는 원초아의 충동을 통제하여 개인이 사회적, 문화적, 도덕적, 윤리적 규준을 따르게 만든다. 초자아는 죄책감을 조절하는데에도 도움을 준다.

최면(hypnosis) : 깊은 기억들과 느낌들이 표면으로 떠오르게 하기 위해 치

료자가 환자를 몹시 이완된 상태로 유도하는 것. 최근 법정에서 이 기법의 타당성에 의문이 제기되었는데, 사람들이 최면 하에 피암시성이 높아지며 '거짓 기억'을 기억해낼 수 있는 경향 때문이다.

측두하악관절(TMJ: Temporomandibular joint) : 턱과 두개골을 연결하는 관절. 주로 불안하기 때문에 이를 과도하게 갈거나 턱을 너무 악물게 되면 이 관절이 자극되어서 염증이 생길 수 있고 고통과 두통을 유발할 수 있다.

컴퓨터 단층 촬영(Computerized Axial Tomography, CAT) : 뇌와 같은 신체를 촬영하여 뇌조직의 해부를 보여줌으로써 뇌 안의 출혈을 신속히 감별할 수 있는 영상 기법. 비교적 간단하며 촬영에 몇 분 정도만 소요된다.

콜티솔(cortisol) : 불인감, 공포, 흥분, 신체적 스트레스를 포함한 스트레스 받는 상황에서 부신에서 분비되는 호르몬

편도핵(amygdala) : 뇌의 변연계의 한 부분으로 학습, 감각적인 입력의 조정, 정서와 관련이 있다.

표현형(phenotype) : 특정 유전학적 코드(인자형)가 신체적으로 나타나는 형태. 예를 들어, 파란 눈 색깔의 코드를 가지고 있는 유전자는 인자형이고, 파란 눈 색깔 자체는 표현형이다.

플래시백(flashbacks) : 외상 후 스트레스 장애(PTSD)에서 주로 나타나는 현상으로, 특정 외상을 다시 경험하는 듯한 감각을 느낀다. 플래시백 동안에는 외상 경험을 정말 겪고 있다고 믿으며 실제 주변 환경을 인식하지 못한다.

피학증(masochism) : 의식적이든 무의식적이든 다른 사람에게 처벌받거나 복종하고자 하는 욕구를 포함하는 행동과 사고 방식. 많은 사람들이 이 용어를 성 행위와만 연관지어 생각하지만, 감당할 수 있는 정도보다 많은 업무를 떠맡거나 믿기 힘든 한도까지 자신을 밀어 붙이거나, '아니오'

라고 거절하는 것을 어려워하는 사람들에게도 쓰여질 수 있다.

항불안제(anxiolytic) : 불안을 통제하기 위해 사용되는 정신과 약물. 여러 종류가 있는데 어떤 것은 공황 발작의 급성 증상을 치료하는데 사용되며, 어떤 것은 장기간에 걸쳐 불안 증상을 안정시키는데 사용된다.

항우울제(antidepressant) : 우울증 뿐 아니라 다양한 불안 증상도 치료하기 위해 사용되는 정신과적 약물. 이 약물의 종류는 매우 다양하며, 각 종류마다 작용기전과 부작용이 다르다.

항정신병제(antipsychotic) : 정신증(예: 환청, 편집증 등)과 심한 불안을 치료하는데 사용되는 정신과 약물. 소량으로 복용하면 수면장애, 우울증, 불안에도 효과가 있다.

TCM(Traditional Chinese Medicine) : 중약

역 자 약 력

이 정 호

- 부산대학교 의과대학 졸업
- 인제대학교 의과대학 상계백병원 교수

김 혜 영

- University of Auckland 심리학과 및 연세대학교 대학원 심리학과 졸업
- 인제대학교 의과대학 상계백병원 임상심리 레지던트

100문 100답

불 안 장 애

초판 인쇄일 • 2010년 7월 10일
초판 발행일 • 2010년 7월 20일

저　　자 • Khleber Chapman Attwell, MD, MPH
역　　자 • 이 정 호 · 김 혜 영
발 행 인 • 오 무 근
편　　집 • 이레아트
마 케 팅 • 임 진 만

도서출판 하나의학사
주　　소 • 서울시 종로구 홍파동 13-4 한솔빌딩 1층
등록번호 • 제 2-541호(1988. 4. 1)
전　　화 • (02)730-2555, 2556
팩　　스 • (02)730-2557
E-mail • hanampc@yahoo.co.kr

정가 14,000원

ISBN 978-89-92141-52-9-93510